Régime anti-inflammatoire pour les débutants

Guide nutritionnel à base de plantes et d'aliments hyperprotéinés (avec plus de 100 recettes délicieuses)

Par Jean Martin

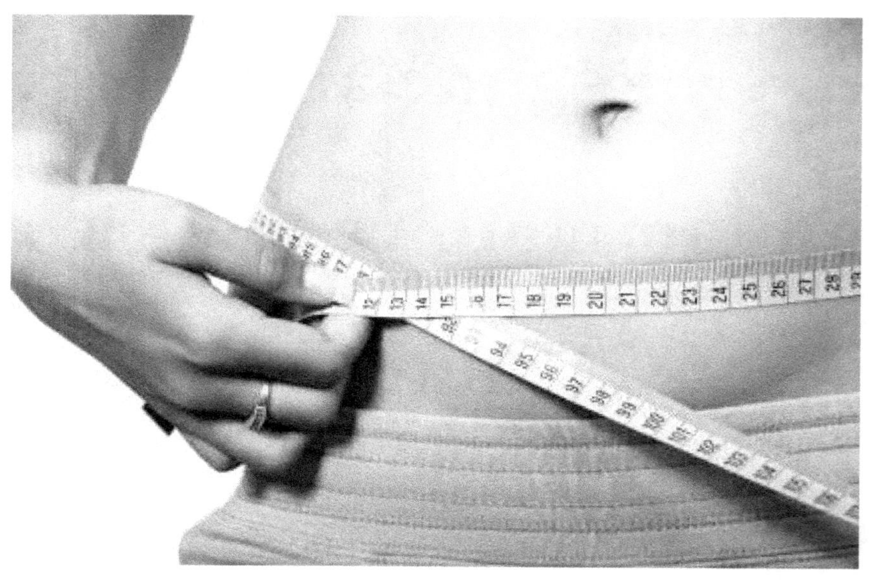

3

copiées de l'œuvre, qu'elles soient physiques, numériques ou audio, à moins que l'éditeur n'ait donné son consentement exprès au préalable. Tous droits supplémentaires réservés.

En outre, les informations qui se trouvent dans les pages décrites ci-après sont considérées comme exactes et véridiques lorsqu'il s'agit de relater des faits. À ce titre, toute utilisation, correcte ou incorrecte, des informations fournies dégagera l'éditeur de toute responsabilité quant aux actions entreprises en dehors de son champ d'action direct. Quoi qu'il en soit, il n'existe aucun scénario dans lequel l'auteur original ou l'éditeur peuvent être considérés comme responsables de quelque manière que ce soit des dommages ou des difficultés qui peuvent résulter de l'une des informations présentées ici.

En outre, les informations contenues dans les pages suivantes ne sont destinées qu'à des fins informatives et doivent donc être considérées comme universelles. Comme il sied à leur nature, elles sont présentées sans garantie quant à leur validité prolongée ou leur qualité intermédiaire. Les marques commerciales mentionnées le sont sans autorisation écrite et ne peuvent en aucun cas être considérées comme une approbation du détenteur de la marque.

Introduction

Vous vous sentez léthargique et endolori rien qu'en sortant du lit le matin ? Vous en avez assez de vous sentir fatigué et endolori tous les jours ? Vous cherchez un moyen durable de perdre du poids, de manger sainement et de retrouver votre énergie perdue ?

Eh bien, félicitations pour avoir fait le premier pas vers une vie saine en achetant le *livre* The *Anti-Inflammatory Diet for Beginners,* et merci de l'avoir fait !

Dans les chapitres suivants, nous verrons comment améliorer votre vie quotidienne, soigner votre système immunitaire, perdre du poids et même prévenir les maladies dégénératives. L'inflammation peut vous jeter dans un cycle dont il est difficile de sortir, provoquant des douleurs dans vos muscles et vos articulations, ce qui vous rend moins actif. Un mode de vie plus sédentaire entraînera une prise de poids, qui exercera une pression accrue sur vos articulations et provoquera davantage d'inflammation. Mais vous pouvez contrôler l'inflammation en faisant quelques ajustements dans votre alimentation.

Il suffit de 3 semaines pour que tout devienne une habitude, commencez dès aujourd'hui et construisez un avenir solide et sain. Il comprend un plan de repas sur 3 semaines avec des recettes de petit-déjeuner, de déjeuner, de dîner, de smoothies et même de desserts. En changeant simplement votre façon de manger, vous pouvez réduire l'inflammation qui cause la fatigue, les douleurs articulaires, le ralentissement des fonctions cognitives et de nombreuses maladies auto-immunes. Vous constaterez que vous n'avez plus besoin de prendre quotidiennement des médicaments contre la douleur, et vous n'avez pas besoin de vous affamer pour y arriver !

De nombreux livres sont disponibles sur ce sujet, merci encore d'avoir choisi celui-ci ! Nous avons fait beaucoup d'efforts pour nous assurer que ce livre soit facile à lire tout en contenant le plus d'informations utiles possible.

Chapitre 1 : Qu'est-ce que l'inflammation ?

L'inflammation fait partie de la réaction de l'organisme à une blessure ou à une infection. Il s'agit d'une réponse physiologique qui avertit votre système immunitaire qu'il doit réparer les cellules endommagées ou combattre les virus et les bactéries. Sans l'inflammation qui signale à votre système immunitaire de se mettre au travail, les blessures infectées et les virus seraient mortels.

Malheureusement, ce n'est pas un système parfait. Parfois, l'inflammation se déclenche dans des parties du corps où elle n'est pas nécessaire. Cela peut conduire à une inflammation chronique, qui a été liée aux accidents vasculaires cérébraux, aux maladies cardiaques et aux troubles auto-immuns.

Il existe deux types d'inflammation, aiguë et chronique. L'inflammation aiguë se produit après une blessure, comme une égratignure ou une coupure, une cheville tordue ou même un mal de gorge. Le système immunitaire réagit alors uniquement à la zone blessée. L'inflammation ne dure que le temps nécessaire à la réparation du dommage. Les vaisseaux sanguins rouges se dilatent et le flux sanguin augmente. Les globules blancs se multiplient dans la zone concernée et contribuent à la guérison de l'organisme. Vous pouvez observer les signes d'une inflammation aiguë, comme une rougeur, un gonflement, une douleur, et la zone peut être chaude au toucher ou faire de la fièvre.

En cas d'inflammation aiguë, le tissu endommagé libère une substance chimique appelée cytokine. Ces cytokines signalent à notre organisme qu'il doit envoyer des globules blancs et des nutriments supplémentaires pour favoriser la guérison. Les prostaglandines, qui sont une substance similaire aux hormones, déclenchent la douleur et la fièvre et créent des caillots sanguins pour aider à réparer les tissus endommagés. Au fur et à mesure que le corps guérit, l'inflammation diminue progressivement jusqu'à ne plus être nécessaire.

Si l'inflammation aiguë est très utile pour aider l'organisme à se réparer, l'inflammation chronique peut aggraver les dommages au lieu de les réparer. L'inflammation chronique est généralement d'un niveau faible dans tout le corps. Elle se manifeste souvent par une faible augmentation des marqueurs du système immunitaire dans des échantillons de sang ou de tissus.

L'inflammation chronique peut être causée par tout ce que votre corps considère comme une menace, qu'elle le soit réellement ou non. Cette inflammation déclenchera toujours une réaction des globules blancs, mais comme il n'y a rien qui nécessite leur attention pour guérir, ils commencent parfois à attaquer les cellules, tissus et organes sains. Bien que les chercheurs tentent toujours de comprendre exactement comment fonctionne l'inflammation chronique, on sait qu'elle augmente la probabilité de développer de nombreuses maladies.

Les cas d'inflammation aiguë sont souvent facilement traités avec des médicaments en vente libre. Les médicaments AINS et les analgésiques couramment utilisés comme le naproxène, l'ibuprofène et l'aspirine sont généralement considérés comme sûrs et efficaces contre les inflammations de courte durée. Ces médicaments agissent en bloquant l'enzyme cyclo-oxygénase, qui produit les prostaglandines, ce qui réduit la douleur et la rend plus supportable. Si les médicaments en vente libre ne soulagent pas l'inconfort, il existe des médicaments sur ordonnance qui peuvent également être efficaces, comme la cortisone et les stéroïdes tels que la prednisone, qui sont connus pour réduire l'inflammation. Malheureusement, il n'existe toujours pas de médicaments spécifiques pour traiter l'inflammation chronique.

Bien qu'il existe de nombreuses options pour traiter l'inflammation à court terme, tous les médicaments ont des effets secondaires et peuvent ne pas être sûrs à long terme.

Les AINS, lorsqu'ils sont utilisés fréquemment pendant des mois ou des années, peuvent augmenter le risque d'accident vasculaire cérébral ou de crise cardiaque, ainsi que les effets secondaires sur l'estomac et les intestins, tels que les ulcères et les saignements. La cortisone peut entraîner une prise de poids, l'ostéoporose, le diabète et une faiblesse musculaire. La prednisone est prescrite pour traiter un large éventail de symptômes et de maladies, mais elle peut également supprimer le système immunitaire, entraînant un risque accru d'infection. En cas d'utilisation à long terme, elle peut également augmenter le risque d'ostéoporose, d'amincissement de la peau, de rétention d'eau et de prise de poids due à une faim accrue.

Les médicaments peuvent agir rapidement et aider à réduire la douleur pendant quelques heures, mais ils comportent de nombreux risques et doivent être pris quotidiennement, le plus souvent plusieurs fois par jour pour un soulagement continu. Lorsque l'inflammation devient chronique et affecte votre vie quotidienne, il est temps de commencer à chercher une solution plus sûre à long terme. Il suffit peut-être de changer ce que vous mangez et quand vous le faites.

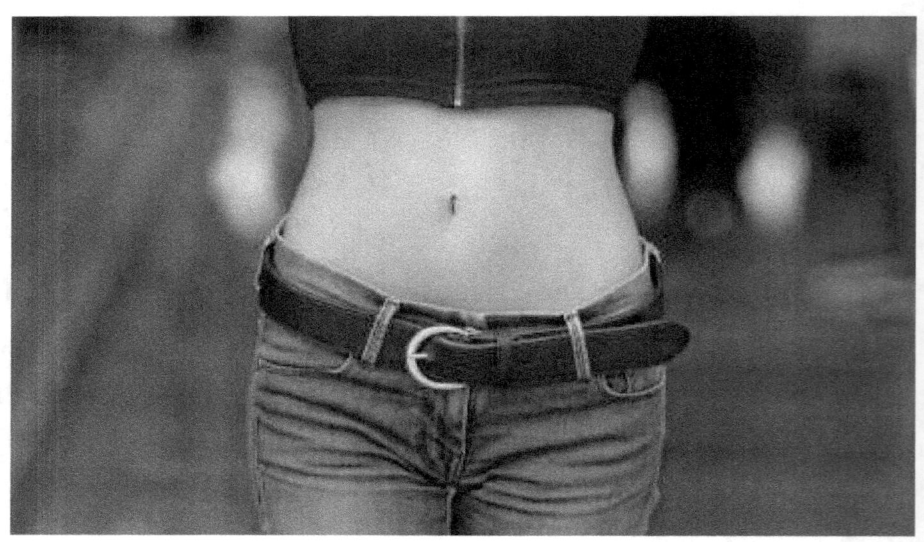

Chapitre 2 : Prévention des maladies

Les chercheurs tentent toujours de comprendre les spécificités de l'inflammation et ses effets sur l'organisme, mais ce que l'on sait, c'est que les aliments inflammatoires sont liés à un risque plus élevé de maladies à long terme et difficiles à gérer, comme le diabète de type 2 et les maladies cardiaques.

En mangeant des aliments anti-inflammatoires, vous calmerez votre système immunitaire hyperactif. En changeant votre mode d'alimentation, vous ne réduirez pas seulement vos symptômes d'inflammation, mais vous pourrez peut-être même inverser la progression des maladies dont vous souffrez déjà, notamment les maladies inflammatoires de l'intestin et la maladie de Crohn, la dépression, l'anxiété, les maladies auto-immunes comme le lupus, le psoriasis et les types d'arthrite, les maladies cardiovasculaires, les troubles métaboliques comme le diabète, l'hypercholestérolémie, l'asthme et même les affections cutanées comme l'eczéma.

Bien que des études à grande échelle soient encore nécessaires, l'inflammation chronique a été liée à de nombreuses maladies majeures qui touchent une grande partie de la société. Les maladies cardiaques, l'arthrite, le diabète, la dépression d'Alzheimer et même les cancers ont été liés à l'inflammation. Des études expérimentales ont révélé que de nombreux aliments ont des effets anti-inflammatoires. Ces études ont également permis d'identifier un grand nombre d'aliments et de boissons susceptibles de provoquer une inflammation.

En choisissant les bons aliments, vous pouvez réduire l'inflammation dans votre corps, ralentir ou même faire régresser les maladies actuelles.

Il n'est pas surprenant que la majorité des aliments à l'origine d'une inflammation soient les aliments dont on nous a toujours dit qu'ils étaient "mauvais pour la santé". Nous savons déjà que le fait de manger trop d'aliments malsains peut nous faire prendre du poids, et que le poids supplémentaire peut augmenter notre risque d'inflammation, mais même en tenant compte de l'obésité, il existe toujours un lien indéniable entre les aliments et l'inflammation.

Chapitre 3 : Un nouveau mode de vie, un nouveau vous

Vous avez le pouvoir de prendre le contrôle de votre santé. Le régime anti-inflammatoire vise à éliminer du corps les toxines et les produits chimiques provenant d'une alimentation normale. Bien qu'il n'agisse pas en une heure ou deux comme les analgésiques, il réduit l'inflammation chronique, augmente l'énergie et ne s'accompagne pas de tous les effets secondaires.

Quand on vit avec une inflammation chronique, vit-on vraiment ? Lorsque vous luttez contre une inflammation chronique, vous endurez de nombreux symptômes qui peuvent changer votre façon de vivre. Vous pouvez vous retrouver à sortir moins souvent à cause de la douleur ou de la fatigue. Vous voyez le monde vous passer sous le nez et vous risquez de manquer le temps que vous auriez pu passer avec vos amis ou vos petits-enfants. Comme les muscles et les articulations deviennent raides à cause du gonflement, vous risquez de vous déplacer moins souvent, même chez vous. Cela entraîne souvent une prise de poids, qui ne fera qu'exacerber la douleur et l'inflammation. En consommant des aliments anti-inflammatoires, vous pouvez réduire votre douleur et votre gonflement en quelques jours. Une fois l'inflammation réduite, vous serez de nouveau sur pied en un rien de temps et pourrez passer du temps à jouer avec vos petits-enfants ou à vous promener. Vous ressentirez une augmentation de votre énergie et saurez que vous avez pu apporter ces changements à votre vie en mangeant simplement des aliments sains et en sachant quels aliments éviter.

Il peut sembler difficile de renoncer à un si grand nombre de vos aliments préférés ou de vous en tenir à un régime limité, mais les avantages l'emportent sur les pertes. En abandonnant les aliments qui provoquent des inflammations, vous pourrez vraiment prendre le contrôle de votre vie et de votre santé. Vous constaterez que si vous êtes strict et ne mangez que des aliments anti-inflammatoires, vos papilles gustatives changeront, tout comme vos envies. Bientôt, les desserts sucrés ne vous manqueront plus, et vous trouverez de nouveaux favoris. Une fois que vous aurez vu et ressenti la différence à mesure que l'inflammation s'atténue, vous ne regarderez plus en arrière.

L'inflammation peut vous affecter de nombreuses manières différentes. Vous n'avez peut-être même pas réalisé que vous ne vous sentiez pas au mieux de votre forme. C'est peut-être tout simplement normal, et vous ne saviez même pas que vous pouviez vous sentir plus fort ou plus rapide. Vous avez peut-être supposé que c'était naturel en raison du vieillissement ou du manque de sommeil. Vous constaterez qu'une fois que vous aurez commencé le régime anti-inflammatoire, votre fatigue s'estompera et vous serez en mesure de dormir plus profondément la nuit.

Mais pour une santé durable, il faut s'engager dans cette démarche non pas en pensant à un régime, mais véritablement à une nouvelle façon de manger, à un nouveau mode de vie. Si l'inflammation peut être réduite en mangeant les bons aliments, elle peut tout aussi rapidement revenir si vous reprenez vos anciennes habitudes alimentaires. Vous devez être prêt pour ce changement. Si vous en avez assez de vous sentir malade et endolori tous les jours, vous êtes le seul à pouvoir changer cela.

Il n'existe actuellement aucun médicament à long terme pour réduire l'inflammation chronique. On peut vous prescrire des médicaments qui traitent certains des symptômes de l'inflammation, mais beaucoup de ces médicaments ont des effets secondaires et peuvent être durs pour votre foie et vos reins. Ces effets secondaires peuvent devenir si difficiles à vivre que l'on vous prescrit maintenant des médicaments supplémentaires pour traiter les effets secondaires du premier médicament. Cela devient une bataille constante pour essayer de s'en sortir, et le coût des médicaments et des visites chez le médecin ne fait que rendre la situation plus frustrante et causer un stress supplémentaire dans votre vie.

Prenez la décision de changer votre vie pour le mieux, mangez des aliments sains et anti-inflammatoires, et surtout, ARRÊTEZ DE MANGER DES ALIMENTS INFLAMMATEURS, et vous aurez moins besoin de consulter votre médecin et de prendre des médicaments.

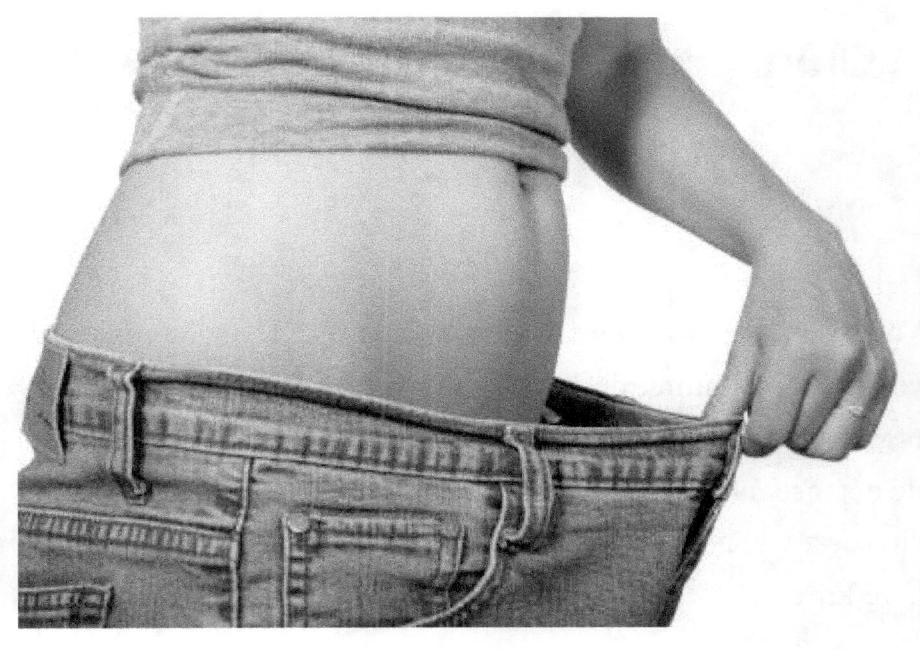

Chapitre 4 : Aliments autorisés/à éviter

Votre régime alimentaire peut avoir un impact considérable sur votre système immunitaire. Le microbiome (bactéries et micro-organismes) de votre tube digestif contribue à réguler le système de défense naturel de votre organisme. Tout ce que vous choisissez de manger va soit provoquer une inflammation, soit la réduire.

Choisir de suivre un régime alimentaire composé d'acides gras équilibrés contribuera à étouffer l'inflammation chronique de bas grade et vous permettra de vous sentir au mieux de votre forme. Un régime anti-inflammatoire de base se concentre sur l'élimination des aliments sucrés et transformés et l'ajout de grandes quantités de produits frais, de graisses saines, de céréales complètes non transformées, d'épices et d'herbes. Il est également important de limiter les glucides, car ils sont également à l'origine d'un grand nombre d'inflammations.

Les légumes colorés sont connus pour être une bonne source d'antioxydants. En ajoutant une grande variété de légumes

colorés et en éliminant les féculents, vous contribuerez à
soutenir votre système immunitaire.

Les légumineuses sont une autre excellente source
d'antioxydants et de protéines. Pour réduire les additifs,
choisissez des haricots secs et faites-les simplement tremper
toute la nuit avant de les rincer et de les cuisiner.

Les céréales peuvent contribuer à réduire l'inflammation en
fournissant des fibres et des antioxydants si vous choisissez les
bonnes. De nombreuses personnes sont sensibles au gluten,
même celles qui ne souffrent pas de la maladie cœliaque ; cela
peut provoquer une inflammation digestive et systémique.
Veillez à choisir des céréales non transformées sans gluten,
comme l'avoine complète, le quinoa, l'orge et le riz brun.

L'huile d'olive extra vierge est une excellente matière grasse
saine et devrait être votre meilleur choix pour cuisiner un repas
ou assaisonner une salade. L'huile d'olive extra vierge fournit
des graisses monoinsaturées, qui peuvent être bonnes pour
votre cœur, ainsi que des antioxydants et un composé appelé
oléocanthal, connu pour réduire les inflammations.
Si de nombreux aliments doivent être inclus dans votre régime
alimentaire pour contribuer à réduire l'inflammation chronique,

il existe également des aliments que vous devez éviter pour limiter l'inflammation.

Les aliments transformés et les sucres sont deux des principaux responsables de l'inflammation dans l'alimentation occidentale. Les aliments transformés sont hautement raffinés, ce qui leur fait perdre une grande partie de leurs fibres et nutriments naturels. Ils sont également souvent riches en oméga 6, en graisses trans et en graisses saturées, qui augmentent toutes l'inflammation.

Le sucre est l'un des pires contrevenants lorsqu'il s'agit d'augmenter l'inflammation. Non seulement il se cache dans de nombreux aliments, mais des études ont montré qu'il crée une forte dépendance. Pour cette raison, vous devez vous attendre à passer par une phase de sevrage lorsque vous le supprimez de votre alimentation. Cela peut souvent provoquer des maux de tête, des fringales et une certaine léthargie. Laissez-vous un peu de temps pour permettre à votre corps de surmonter cette phase. Le sucre, même les sucres naturels comme le miel et l'agave, entraîne la libération de cytokines par l'organisme, ce qui provoque une réponse immunitaire conduisant à une inflammation. Il n'est pas nécessaire de supprimer totalement les sucres naturels de votre alimentation, mais vous devriez vous efforcer de ne les consommer que quelques fois par semaine et à un seul repas par jour.

La plupart des aliments frits, en particulier les aliments frits en profondeur, sont également à éviter. Habituellement, ils sont cuits dans des huiles transformées ou du saindoux et sont enrobés d'une farine raffinée qui favorise l'inflammation.

Vous voudrez faire attention aux aliments connus sous le nom de morelles noires. Les morelles noires peuvent être anti-inflammatoires, mais certaines personnes y sont sensibles. Si vous constatez que vous semblez avoir plus d'inflammation après avoir consommé une morelle noire, vous pouvez commencer à faire des substitutions dans vos recettes.

Vous trouverez ci-dessous un grand nombre d'aliments à augmenter dans votre alimentation, ainsi que ceux que vous devez limiter ou éviter. Cette liste n'est pas exhaustive, n'oubliez donc pas de vous en tenir aux points ci-dessus.

Les aliments à déguster	Aliments à éviter
Légumes	**Légumes**
Chou frisé Haricots verts	Les morelles noires telles que
Épinards Châtaigne d'eau	Poivrons à la banane
Collards Chou-fleur	Piments

Roquette Fenouil	Poivrons thaïs
Brocoli Laitue	Tomates
Carottes Poivrons	Tomatillos
Chou Rhubarbe	Pimentos
Echalotes à l'artichaut	Poivrons doux
Asperges Champignons	Habanero
Betteraves Ail	Aubergine
Choux de BruxellesOignon	Jalapeno
Courgettes Poireaux	Pommes de terre (les patates douces sont acceptables)
Courge Radis	Artichauts
Cresson Bette	Tous les légumes en conserve et surgelés sont à éviter.
BetteravesBok Choy	
Céleri Concombre	
Navets	

Fruits

Pomme Myrtilles	**Fruits**
Pastèque Grenade	Tous les fruits en conserve et surgelés sont à éviter.
Abricot Cantaloup	
Banana Plum	
Fraises Ananas	
Mûres Cerises	
Poire Starfruit	
Dattes Papaye	

Figues Orange Raisins Nectarine Mangue Goyave Miel et citron Kiwi Clémentine	
Protéines végétariennes Noix de soja au tempeh Lait de soja Edamame Tofu Œufs biologiques	**Protéines végétariennes** Produits laitiers Repas surgelés ou transformés Œufs non biologiques
Protéine Thon Plie Palourdes Crevettes Bar rayé Truite arc-en-ciel Snapper Sardines Crabe Flétan Saumon hareng Huîtres au homard Œufs biologiques de poulet sans peau	**Protéine** Viande rouge aux hormones Les viandes transformées telles que la charcuterie, les hot-dogs, le bacon et les saucisses.
Céréales Riz noir d'orge Quinoa au riz sauvage Riz brun et avoine Sarrasin Millet Farro bulgare	**Céréales** Riz blanc Farine de blé Maïs

Maïs	
<u>Légumes-féculents</u>	**<u>Légumes-féculents</u>**
Courge poivrée Yams Jicama Courge musquée Pommes de terre dorées Panais Pommes de terre rouges Artichauts Patates douces Citrouille Pommes de terre violettes Pommes de terre blanches	Les pommes de terre blanches peuvent provoquer une inflammation chez les personnes sensibles aux morelles noires.
<u>Graisses et huiles</u>	**<u>Graisses et huiles</u>**
Amandes Huile d'avocat Beurre d'amande noix de cajou Huile d'amande Beurre de noix de cajou Noisettes à l'huile d'olive Noix de GrenobleGraines de chia Huile de noix Huile de graines de sésame Graines de chanvre Graines de lin Avocat Noix du Brésil	Huile végétale Huile de carthame Huile de soja Huile de pépins de raisin Mayonnaise au beurre de cacahuète Huile de maïs

Graines de citrouille Pécan Noix de Macadamia Olives Beurre de graines de tournesol	
<u>Herbes et épices</u> Curcuma Ail Gingembre Cannelle Basilic Thym Poivre noir Sauge Coriandre Persil Poivre de Cayenne Origan Menthe à l'aneth Clous de girofle Cumin	Le poivre de Cayenne et le piment peuvent provoquer une inflammation chez les personnes sensibles aux morelles.
<u>Boissons</u> Eau Thé vert, noir, blanc, aux herbes et Oolong	**<u>Boissons</u>** Toutes les autres boissons doivent être évitées.
<u>Substitutions pour les morelles noires</u> Patate blanche, patate douce, panais ou navet. Tomates, betteraves, potiron ou courge musquée. Poivrons, carottes, céleri,	

concombres ou radis.

Piment et poivre de Cayenne -
Curcuma, poivre noir, clous de
girofle, gingembre ou ail en
poudre.

Aubergines, champignons
portobello, courgettes ou
okras.

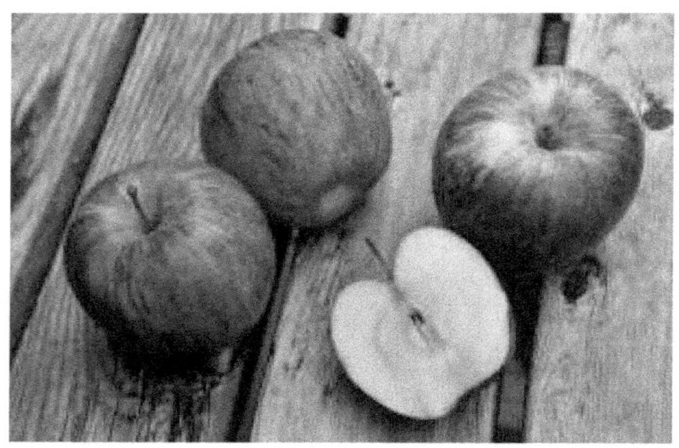

Chapitre 5 : Plan de régime de 3 semaines

Maintenant que vous avez une meilleure compréhension de ce qui cause l'inflammation chronique dans votre corps, il est temps de commencer votre nouvelle vie. Vous trouverez dans ce livre suffisamment de recettes pour vous permettre de passer les 21 prochains jours.

<u>Recettes pour le petit-déjeuner</u>

<u>Pancakes à la farine de noix de coco</u>

Farine de noix de coco - 0,25 tasse

Lait de coco - 0,25 tasse

Huile de noix de coco pressée à froid - 2 cuillères à soupe pleines

Œufs biologiques - 3

Miel - 2 cuillères à soupe

Extrait de vanille pure - 0,5 cuillère à café

Une pincée de bicarbonate de soude

Sel - .0625 Tsp

Sirop d'érable selon votre préférence

Beurre d'herbe

Mélangez le miel, les œufs et l'huile de noix de coco. Fouettez jusqu'à ce que le tout soit bien mélangé.

Ensuite, ajoutez le lait de coco et l'extrait de vanille au mélange d'œufs et mélangez.

Versez lentement le sel, la farine et le bicarbonate de soude. Remuez jusqu'à ce que le tout soit bien mélangé, mais attention, si vous mélangez trop, vous obtiendrez des crêpes plates. Il est recommandé de laisser quelques grumeaux dans le mélange.

Maintenant, faites fondre un peu de beurre dans votre poêle et ajoutez un peu de pâte en utilisant une louche ou un gobelet doseur pour faciliter le versement.

Vous ne verrez pas beaucoup de bulles dans cette pâte pendant la cuisson, vous devrez donc vérifier soigneusement le fond de votre crêpe pour vous assurer qu'elle est dorée avant de la retourner.

Terminez la cuisson de l'autre côté de votre crêpe et servez avec du sirop d'érable.

Si vous n'êtes pas satisfait de la consistance des crêpes, essayez d'ajouter un autre œuf.

Donne 8 crêpes (selon la taille) Pour 2 personnes.

<u>Gâteaux de patate douce aux épinards et au chou frisé</u>

Patates douces - 2 moyennes

Epinards hachés - 0,5 tasse

Chou frisé - 0,5 tasse, haché et sans les tiges

Oignon blanc - 0,25 tasse, finement haché

Sel de mer - 0,5 cuillère à café

Cumin - 1 cuillère à café

Huile d'avocat - 3 cuillères à café

Ail en poudre - 1 cuillère à café

Lait de coco entier - 2 cuillères à soupe

Tout d'abord, épluchez vos pommes de terre et coupez-les en cubes d'environ ½ pouce.

Ajoutez environ 1 pouce d'eau dans une casserole et, à l'aide d'un panier à vapeur, faites cuire les pommes de terre à la vapeur jusqu'à ce qu'elles soient tendres.

Une fois ramollies, mettez les patates douces dans un bol. Ajoutez le lait et écrasez-les ensemble jusqu'à ce qu'il n'y ait plus de grumeaux.

Ensuite, ajoutez le chou frisé, l'oignon, les épinards, le cumin, le sel marin et l'ail. Remuez jusqu'à ce que tout soit bien combiné.

Une fois le tout combiné, faites 6 à 8 galettes individuelles avec le mélange.

Chauffer l'huile d'avocat et faire frire toutes les galettes jusqu'à ce que les deux côtés soient dorés.

Cela donne 6 portions.

<u>Pudding au chocolat et au chia au curcuma</u>

Lait de coco - 1 boîte

Graines de chia-.33 Tasses

Poudre de cacao non sucrée - 0,25 tasse

Cannelle - 0,5 cuillère à café

Curcuma moulu - 1 cuillère à café

Miel brut -.5 Tbsp

Extrait de vanille - 0,5 cuillère à café

Garnitures : vous pouvez choisir des noix, des fruits, de la noix de coco râpée, etc.

Ajoutez la vanille, le miel, le curcuma, la cannelle, la poudre de cacao, les graines de chia et le lait dans un mixeur et mixez le tout jusqu'à obtenir une consistance lisse.

Conservez le mélange au réfrigérateur, couvert, pendant au moins 4 heures jusqu'à ce qu'il épaississe.

Verser dans un bol et ajouter les garnitures désirées.

Servir frais.

Cela donne 2 portions.

Gruau de nuit à la mangue et au curcuma

Flocons d'avoine - 0,5 tasse

Kéfir de lait ou yaourt grec - 0,5 tasse

Lait d'amande - 0,5 tasse

Sirop d'érable-2 cuillères à café

Curcuma moulu - 0,25 cuillère à café

Cardamome - 0,25 cuillère à café

Graines de chia-1 cuillère à soupe

Cannelle moulue - 0,25 cuillère à café

Gingembre - 0,25 cuillère à café

Mangue finement hachée (fraîche ou congelée)-Moitié

En utilisant 2 pots mason, ajoutez ¼ de tasse de flocons d'avoine, ¼ de tasse de kéfir de lait ou de yaourt grec, et ¼ de tasse de lait d'amande dans chaque pot.

Répartissez les graines de chia et les épices dans les pots. Remuez jusqu'à ce que tout soit bien combiné.

Garnissez les pots avec la mangue finement hachée.

Réfrigérer les pots pendant la nuit.

À déguster froid directement dans le pot ou à verser dans un bol et à réchauffer au micro-ondes.

Cela donne 2 portions.

Porridge au riz à l'érable

Riz brun - 0,5 tasse

Extrait de vanille - 0,5 cuillère à café

Sirop d'érable pur - 2 cuillères à soupe

Une pincée de cannelle

Une petite pincée de sel (facultatif)

Fruits en tranches tels que poires, prunes, baies ou cerises

Allumez le four à 400 degrés Fahrenheit et laissez-le préchauffer.

Versez le riz et une tasse d'eau dans une casserole et portez à ébullition à feu moyen/élevé.

Une fois l'ébullition atteinte, ajoutez la cannelle et l'extrait de vanille, puis remuez jusqu'à ce que le tout soit bien mélangé.

Placez un couvercle sur la casserole et baissez le feu à un niveau moyen/doux.

Pendant 10 à 15 minutes, laissez le riz mijoter jusqu'à ce qu'il soit tendre.

Mélanger le riz et le répartir dans deux récipients de service allant au four. Ajouter le sirop d'érable et les fruits tranchés désirés sur le dessus de chaque bol, et saupoudrer de sel si désiré.

Faites cuire les bols de riz pendant environ 10 à 15 minutes jusqu'à ce que le sirop commence à bouillonner et que la garniture aux fruits commence à caraméliser.

Servez immédiatement.

Cela donne 2 portions.

<u>Gruau de nuit aux noix de pécan et à la banane</u>

Flocons d'avoine à l'ancienne - 1 tasse

Bananes mûres - 2 en purée

Lait d'amande - 1,5 tasse

Yogourt grec nature - 0,25 tasse

Graines de chia - cuillère à soupe

Miel - 2 cuillères à soupe

Flocons de noix de coco non sucrés - 2 cuillères à soupe grillées

Extrait de vanille - 2 cuillères à café

Sel marin en flocons - 0,25 cuillère à café

Tranches de bananes, moitiés de figues, noix de pécan grillées, graines de grenade et miel pour servir.

Mélangez les ingrédients ensemble (sauf les fruits et les noix pour le service).

Mélangez le tout, afin que les éléments soient bien mélangés.

Répartissez le mélange de manière égale dans 2 bols ou bocaux en verre.

Placez un couvercle sur les bols et laissez refroidir au réfrigérateur toute la nuit ou pendant au moins 6 heures.

Remuez le mélange, puis faites-le chauffer si vous le souhaitez.

Recouvrez avec les tranches de banane, les figues, les noix de pécan grillées et les graines de grenade. Arrosez de miel et dégustez.

Cela donne 2 portions.

<u>Bol pour le petit-déjeuner</u>

Grains entiers comme l'amarante ou le sarrasin - 1 tasse

Lait de noix ou eau de noix de coco - 2,5 tasses

Cannelle-1 Bâton

Clous de girofle entiers-2

Anis étoilé (facultatif)-1 gousse

Des fruits frais tels que des canneberges, des mûres, des
pommes, des poires ou tout autre fruit de votre choix.

Sirop d'érable (facultatif)

Versez les céréales, l'eau de coco ou le lait de noix et les épices
dans une petite casserole et faites-les chauffer sur un brûleur à
température moyenne ou élevée jusqu'à ébullition.

Une fois les céréales en ébullition, couvrez la casserole et baissez
le brûleur à un niveau moyen à bas. Laissez les céréales mijoter
jusqu'à ce qu'elles soient tendres, généralement pendant 20 à 25
minutes.

Jetez les épices entières et retirez la casserole de la cuisinière.

Garnir d'un peu de sirop d'érable et du fruit de votre choix.

Cela donne 2 portions.

<u>Purée de pommes à la dinde</u>

Pour la viande :
Dinde hachée - 1 livre
Cannelle - 0,5 cuillère à café
Thym séché - 0,5 cuillère à café
Huile de noix de coco - 1 cuillère à soupe
Sel marin au goût

Pour le hachis :
Carottes - 0,5 tasse râpées
Huile de noix de coco-.5 Tbsp
Courgettes - 1 grande
Oignon-1
Pomme-1 grande, pelée, évidée et coupée en petits cubes
Courge butternut - 2 tasses congelées, coupées en cubes
Epinards - 2 tasses
Gingembre en poudre - 0,75 cuillère à café

Cannelle - 1 cuillère à café

Ail en poudre - 0,5 cuillère à café

Curcuma - 0,5 cuillère à café

Thym séché - 0,5 cuillère à café

Sel de mer si désiré

Faites chauffer l'huile de coco sur un brûleur à température moyenne ou élevée.

Faites cuire la dinde jusqu'à ce qu'elle soit dorée.

Ajoutez 0,5 cuillère à café de cannelle, de thym et de sel à la dinde hachée pour l'assaisonner. Mélangez le tout, puis mettez dans une assiette.

Dans la même poêle, ajoutez le reste de l'huile de coco et utilisez-la pour faire revenir l'oignon jusqu'à ce qu'il ramollisse.

Dans la poêle, ajouter la pomme, les carottes, les courgettes et la courge surgelée et faire cuire pendant environ 4,5 minutes. Une fois que les légumes sont tendres, ajoutez les épinards en remuant.
jusqu'à ce qu'elle se fane.

Ensuite, ajoutez la dinde cuite et le reste des assaisonnements dans la poêle, mélangez jusqu'à ce que tout soit bien mélangé. Saupoudrez de sel si nécessaire et éteignez la plaque de cuisson.

Dégustez le hachis frais et chaud ou conservez-le dans le réfrigérateur pour plus tard.

Conservé dans un récipient bien fermé, le hachis restera frais pendant 5 à 6 jours au réfrigérateur.

Cela donne 5 portions.

Barre énergétique au chia

Dattes dénoyautées - 1,5 tasse, emballées

Morceaux de noix crus - 1,25 tasse

Poudre de cacao cru - 0,33 tasse

Graines de chia entières - 0,5 tasse

Noix de coco non sucrée - 0,5 tasse, râpée

Avoine entière - 0,5 tasse

Extrait de vanille pure - 1 cuillère à café

Chocolat noir - 0,5 tasse haché

Sel de mer - 0,25 cuillère à café

Réduisez les dattes en purée dans un appareil de traitement jusqu'à ce qu'elles deviennent épaisses et lisses.

Ajoutez les morceaux de noix crues au mixeur et mélangez bien.

Verser le reste des ingrédients, mélanger le tout.

Une fois que la pâte a atteint la consistance d'une pâte, utilisez un morceau de papier sulfurisé pour tapisser un moule carré, en laissant quelques centimètres de plus au-dessus du moule pour pouvoir le retirer facilement, et pressez fermement la pâte dans le moule pour qu'elle en remplisse tous les coins.

Placez le moule dans le congélateur pendant toute la nuit ou au moins 4 heures.

Sortez le moule du congélateur et retirez le mélange du moule.

Utilisez un couteau pour couper en 14 barres.

Peut être conservé dans un récipient hermétique au réfrigérateur.

Cela donne 14 portions.

<u>Pudding à la banane et au chia</u>

Banana-1 Large

Graines de chia - 0,5 tasse

Miel brut - 2 cuillères à soupe

Lait d'amande non sucré - 2 tasses

Extrait de vanille - 0,5 cuillère à café

Poudre de cacao-1 cuillère à soupe

Mix ins :

Banana-1 Large

Pépites de chocolat noir - 2 cuillères à soupe

Cacao nibs - 2 cuillères à soupe

Dans un bol moyen, écrasez la banane et les graines de chia à l'aide d'une fourchette jusqu'à ce qu'elles soient bien combinées.

Ajoutez le lait d'amande et l'extrait de vanille, utilisez votre fouet et mélangez jusqu'à ce qu'il n'y ait plus de grumeaux.

Versez la moitié de votre mélange dans un récipient couvert et hermétique.

Ajoutez le miel (ou le sirop d'érable) et la poudre de cacao à la moitié restante et fouettez à nouveau jusqu'à ce que tout soit combiné.

Dans un second récipient, versez le mélange de cacao et couvrez. Placez les deux récipients au réfrigérateur pendant toute la nuit ou pendant au moins 4 heures.

Pour servir, répartissez les deux puddings et les mélanges dans 3 récipients séparés en couches égales.

Peut être conservé au réfrigérateur dans un bol bien fermé jusqu'à 5 jours.

Cela donne 3 portions.

<u>Porridge</u>

moitiés de noix ou de noix de pécan - 0,25 tasse hachées en gros morceaux
Noix de coco grillée non sucrée - 0,25 tasse
Graines de chanvre - 2 cuillères à soupe
Lait d'amande non sucré - 0,75 tasse

46

Graines de chia entières - 2 cuillères à soupe

Lait de coco - 0,25 tasse

Huile de noix de coco - 3 cuillères à café

Cannelle - 0,5 cuillère à café

Beurre d'amande - 0,25 tasse

Curcuma en poudre - 0,5 cuillère à café

Poivre noir - 0,0625 cuillère à café

Faites griller les noix (ou les noix de pécan) hachées, la noix de coco et les graines de chanvre dans une poêle chauffée pendant environ 1 à 2 minutes jusqu'à ce qu'elles soient parfumées. Remuez la noix de coco et les noix plusieurs fois pour éviter qu'elles ne brûlent dans la poêle.

Versez les noix sur une assiette et mettez-les de côté jusqu'à ce qu'elles ne soient plus chaudes.

Faites chauffer le lait d'amande et le lait de coco dans une petite casserole sur un brûleur à température moyenne ou élevée.

Une fois que le lait devient chaud, mais pas encore bouillant, retirez-les du brûleur.

Mélangez la cannelle et la poudre de curcuma et ajoutez-les au lait avec l'huile de coco, le beurre d'amande, les graines de chia et le poivre noir. Mélangez jusqu'à ce que tout soit bien combiné et mettez de côté pendant environ 5 à 8 minutes pour refroidir légèrement.

Ajoutez environ la moitié du mélange de graines et de noix et mélangez le tout.

Répartissez le porridge dans deux bols et saupoudrez le reste du mélange grillé sur le dessus.

Servir immédiatement ou conserver au réfrigérateur dans un bol bien fermé pendant 3 jours au maximum. Si vous le conservez, gardez le reste du mélange grillé à part et conservez-le à température ambiante. Ajoutez-le juste avant de servir pour conserver le croquant.

Cela donne 2 portions.

<u>Muffins à la patate douce</u>

Patate douce cuite - 1 petite
Œuf biologique-1
Farine de riz brun - 1 tasse
Lait de coco - 0,75 tasse
Farine de noix de coco - 0,25 tasse

Sirop pur d'érable - 0,5 tasse

Poudre à lever - 3 cuillères à café

Huile d'olive - 6 cuillères à café

Sel-1/2 cuillère à café

Cannelle en poudre-3 cuillères à café

Gingembre en poudre - 1 cuillère à café

Curcuma en poudre - 1 cuillère à café

Clous de girofle moulus - 0,125 cuillère à café

Muscade moulue - 0,125 cuillère à café

Allumez le four pour une cuisson à 400 degrés Fahrenheit.

Une fois cuite, laissez la patate douce refroidir et coupez-la en deux. Mettez l'intérieur de la patate douce dans un bol à l'aide d'une cuillère.

Ajouter l'œuf, l'huile d'olive, le sirop d'érable et le lait de coco et mélanger le tout avec la patate douce jusqu'à obtenir une texture lisse.

Dans un autre bol, combinez tous les éléments restants, puis versez-les dans la patate douce. Remuez jusqu'à ce que tout soit bien mélangé.

Graissez votre moule à muffins et versez uniformément la pâte jusqu'à ce que chaque tasse à muffins soit remplie aux 2/3.

de qualité inférieure

Cela donne 12 portions.

Œufs au four au curcuma

Œufs biologiques - 8 à 10 Gros

Lait d'amande non sucré - 0,5 tasse

Poivre noir - 0,25 cuillère à café

Curcuma en poudre - 0,75 cuillère à café

Une pincée de cumin

Sel de mer - 0,25 cuillère à café

Une plaque de cuisson d'au moins 2 pouces de profondeur

(environ 18" x 26" ou un moule de 9" x 13")

Garnitures facultatives : avocat, salsa, coriandre, etc.

Allumez le four et laissez-le chauffer à 350 degrés Fahrenheit.

Utilisez un fouet pour mélanger les œufs, le lait et les épices dans un bol de taille moyenne.

Huilez la plaque de cuisson (ou le moule).

Versez délicatement les œufs sur la plaque de cuisson.

Mettez les œufs au four pendant 10 à 12 minutes pour qu'ils cuisent. Une fois que les œufs ont commencé à prendre, sortez-les du four et remuez-les délicatement, en veillant à ne pas en renverser, puis remettez le moule dans le four.

Continuez à faire cuire les œufs pendant encore 8 à 10 minutes ou jusqu'à ce que les œufs soient pris.

Retirer les œufs du four et remuer à nouveau.

Servez les œufs tels quels ou garnissez-les de poivrons, de coriandre, d'avocat, etc.

Les œufs au four peuvent également être conservés jusqu'à 4 jours dans un récipient hermétique réfrigéré.

Si vous voulez utiliser les œufs pour un sandwich facile, vous pouvez aussi les laisser cuire pendant environ 15 à 17 minutes sans les remuer, puis les couper en carrés.

Cela donne 5-6 portions.

<u>Muffins aux baies et au curcuma</u>

Farine de blé complet - 1,33 tasse
Huile de noix de coco - 0,5 tasse, plus une quantité supplémentaire pour graisser les moules.
Farine tout usage - 8 onces
Sucre brut - 0,5 tasse

Lait d'amande non sucré (8 onces)

Sirop d'érable- .33 tasse plus 1 c. à soupe

Bicarbonate de soude - 1 cuillère à café

Poudre à lever - 1 cuillère à café

Curcuma-.5 Tbsp

Sel - 0,5 cuillère à café

Cardamome - 0,5 cuillère à café

Extrait de vanille pure - 0,5 cuillère à café

2 œufs biologiques à température ambiante, battus

Vinaigre de cidre de pomme - 2 cuillères à café

Noix de Grenoble hachées - 1 tasse

Framboises fraîches ou congelées - 1 tasse

Graines de chia - 1 cuillère à soupe

Myrtilles fraîches ou congelées - 1 tasse

Flocons d'avoine - 3 cuillères à soupe

Allumez le four pour une cuisson à 400 degrés Fahrenheit.

Utilisez de l'huile de noix de coco pour recouvrir 2 moules à muffins.

Battez ensemble la farine tout usage, la farine de blé complet, le sel, la levure chimique, le bicarbonate de soude, le curcuma et la cardamome jusqu'à ce que le mélange soit complet.

Dans un autre bol, mélangez le sucre et l'huile de coco pendant environ 1 à 2 minutes pour que le sucre se dissolve un peu. Ajoutez ensuite le sirop d'érable, le lait d'amande, les œufs, l'extrait de vanille et incorporez le vinaigre de cidre de pomme jusqu'à ce qu'il soit bien mélangé.

Mélangez les ingrédients secs et le mélange d'œufs jusqu'à ce qu'ils soient bien combinés, mais en laissant quelques petits grumeaux.

Ajoutez délicatement les baies, les noix et les graines de chia.

Remplissez les moules à muffins avec la pâte jusqu'à 2 ou 3 fois et ajoutez quelques flocons d'avoine et le reste du sucre brut sur le dessus.

Laissez la pâte à muffins reposer pendant environ 5 minutes.

Mettez les muffins au four et faites-les cuire pendant 13 à 15 minutes. Pour vérifier si les muffins sont cuits, enfoncez un cure-dent en bois directement au milieu d'un des muffins ; s'il est propre lorsqu'on le retire, les muffins sont cuits.

Retirez les muffins et placez-les sur une grille de refroidissement après les avoir laissés refroidir pendant 10 minutes dans le moule.

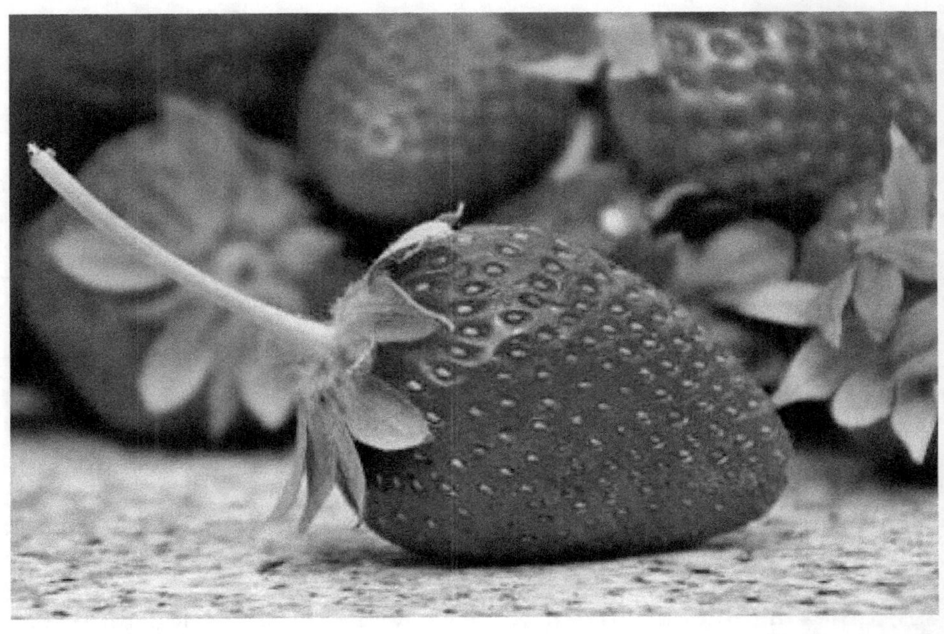

Cela donne 18 portions.

<u>Crêpes au potiron</u>

Purée de citrouille - 0,25 tasse

Banane très mûre-1

Farine de noix de coco - 0,5 tasse

Huile de noix de coco - 3 cuillères à soupe fondues

Cannelle moulue - 0,5 cuillère à café

Œufs biologiques - 4

Poivre noir - 0,125 cuillère à café

Extrait de vanille pure - 1 cuillère à café

Curcuma moulu - 0,75 cuillère à café

Huile de cuisson de votre choix

Ajoutez tout sauf l'huile de cuisson dans un mixeur, mélangez bien, en vous arrêtant pour racler le côté pour vous assurer que tout est bien combiné.

Laissez reposer la pâte quelques minutes pour permettre au liquide d'être absorbé par la farine de coco.

Allumez la table de cuisson à feu moyen et laissez chauffer une poêle, puis ajoutez votre huile de cuisson.

Une fois que votre poêle est chaude, versez délicatement la pâte pour faire des crêpes d'environ 3 pouces de diamètre.

Faites cuire pendant une minute ou deux pour permettre une légère coloration, puis retournez et répétez de l'autre côté.

Servir chaud et garnir de sirop d'érable, de miel ou de fruits frais.

Cela donne 10 à 12 petites crêpes.

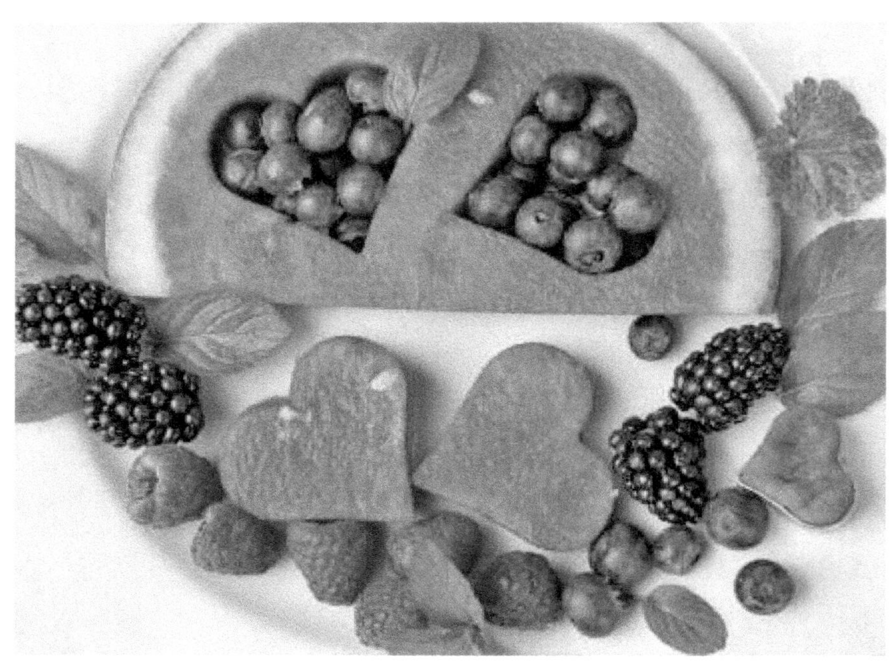

Zuppe et ragoûts

<u>Soupe aux légumes</u>

Eau - 3 ou 4 tasses

Fleurons de chou-fleur - 3 tasses hachées

Great Northern Beans-15 onces, en conserve, égouttés puis rincés

Nouilles Shirataki-1 paquet de 7 onces, égouttées

Chou frisé - 1 botte, hachée

Bouillon de légumes - 1 boîte de 32 onces

Oignon en dés - 1

Carotte-1 Moyenne, coupée finement

Huile d'olive-1 cuillère à soupe

Céleri-2 tiges, coupées finement

Curcuma moulu-1 cuillère à soupe

Gingembre moulu - 0,5 cuillère à café

Ail haché - 2 cuillères à café

Piment de Cayenne moulu - 0,25 cuillère à café

Sel - 1 cuillère à café

Une pincée de poivre noir

Faites chauffer l'huile sur un brûleur à température moyenne ou basse.

Dans la marmite, ajoutez l'oignon et laissez-le cuire en remuant jusqu'à ce qu'il soit brun.

Ensuite, il faut ajouter le céleri et les carottes dans la marmite pour les faire ramollir, en mélangeant souvent.

Incorporez le curcuma, le gingembre, l'ail et le poivre de Cayenne pour couvrir uniformément tous les légumes. Faites cuire pendant environ 1 minute jusqu'à ce que vous puissiez sentir les saveurs se mélanger.

Ajoutez l'eau, le bouillon, le sel et le poivre, puis remuez jusqu'à ce que le tout soit bien mélangé.

Laissez la marmite bouillir, puis baissez le brûleur à un réglage bas pour qu'elle mijote.

Ajoutez le chou-fleur haché et couvrez la casserole. Laissez mijoter pendant environ 10 à 15 minutes jusqu'à ce que le chou-fleur ramollisse.

Une fois que le chou-fleur a un peu ramolli, les haricots, le chou frisé et les nouilles peuvent être ajoutés à la marmite.

Faites cuire jusqu'à ce que le chou frisé soit légèrement flétri et servez chaud.

Cela donne 4 portions.

<u>Soupe crème de brocoli</u>

Ghee ou beurre d'herbe - 3 cuillères à café

Oignon blanc - .5 en dés

Gousses d'ail - 2, émincées

Bouillon de poulet ou d'os - 3 tasses

Lait de coco - 8 onces

Fleurons de brocoli - 1 livre

Poireau-1 (blancs uniquement)

Poivre et sel selon les besoins

Faites chauffer le ghee sur un brûleur à température moyenne
ou élevée.

Faites cuire l'oignon dans le ghee pendant environ 1 à 2 minutes
jusqu'à ce qu'il soit tendre et translucide.

Ensuite, faites cuire l'ail avec l'oignon, en remuant souvent
pendant 1 minute.

Versez délicatement les poireaux, le bouillon et le brocoli dans la
marmite et ajoutez du poivre et du sel si nécessaire.

Laissez la casserole bouillir pendant une minute environ avant de baisser le feu pour laisser mijoter le brocoli pendant environ 20 minutes ; le brocoli doit être tendre.

Le lait de coco peut ensuite être ajouté à la casserole. Laissez le lait se réchauffer complètement, puis mettez tous les ingrédients de la casserole dans un robot ménager. Réduisez en purée jusqu'à ce que la soupe n'ait plus de grumeaux et qu'elle soit bien combinée.

Transférer dans des bols et servir immédiatement.

Servez chaud.

Cela donne 4 à 6 portions.

Bisque de crevettes

Poivron rouge - 1 grand
Lait de coco léger - 15 onces
Bouillon de poulet - 2 tasses
Ail haché - 1 cuillère à café
Sauce BBQ - 0,25 tasse

Échalotes - 0,75 tasse, hachées

Huile d'olive - 3 cuillères à café

Eau-3 cuillères à café

Tapioca ou fécule de pomme de terre - 2 cuillères à soupe

Moutarde moulue - 0,25 cuillère à café

Cayenne - 0,5 cuillère à café

Piment rouge en flocons - 1 cuillère à café

Une pincée de gingembre moulu

Coriandre fraîche pour la garniture

Allumez le four pour une cuisson à 475 degrés Fahrenheit.

Faites rôtir le poivron rouge pendant 10 minutes sur une plaque de cuisson. Retournez le poivron et poursuivez la cuisson pendant 5 à 10 minutes supplémentaires.

Faites griller le poivron à feu doux pendant les 2 ou 3 dernières minutes.

Retirez la plaque du four pour la laisser refroidir.

Une fois refroidi, on peut enlever la peau du poivron, puis trancher la tige du haut et enlever les graines.

Dans une casserole de taille moyenne, faites sauter l'ail et les échalotes émincés dans l'huile sur un feu à température moyenne.

Une fois les saveurs libérées, versez l'eau et les crevettes décortiquées dans la marmite.

Laissez cuire les crevettes à feu moyen jusqu'à ce qu'elles soient toutes roses, environ 6 à 8 minutes pour des crevettes de taille moyenne.

Ajoutez le poivre noir et le sel et remuez pour combiner le tout.

Retirez les crevettes de la marmite et mettez-les de côté une fois cuites.

Versez le lait de coco, le bouillon, la fécule et les assaisonnements dans la marmite et mélangez bien le tout.

Mélangez les ingrédients tout en laissant mijoter pendant environ 5 minutes.

Passez le poivron rôti, le liquide et la sauce BBQ au mixeur jusqu'à obtenir une consistance crémeuse.

Remettez la bisque dans la casserole jusqu'à ce qu'elle atteigne une faible ébullition. Baissez le brûleur jusqu'à frémissement et laissez cuire pendant 10 à 20 minutes avant de remettre les crevettes dans la bisque.

Remettez les crevettes dans la bisque.

Servir immédiatement et garnir de coriandre fraîche.

Cela donne 4 portions.

<u>Soupe mexicaine au poulet</u>

Tomates prunes grillées à la flamme - 1 boîte de 14 oz.

Poitrine de poulet désossée, sans peau, 1 livre

Poivron rouge - 1 haché

Moitié-moitié - 1 tasse

Bouillon de poulet - 1,5 tasse

Fromage à la crème - 0,5 tasse à température ambiante

Fromage cheddar-1 tasse râpé

Huile d'olive - 2 cuillères à café

Ail - 1 c. à soupe émincé

Oignon - 1 moyen, coupé en dés

Paprika - 1 cuillère à café

Cumin en poudre - 1,5 cuillère à café

Poudre de chili chipotle - .5 Tbsp

Origan séché - 1 cuillère à café

Sel au goût

Coriandre fraîche pour la garniture

Faites chauffer l'huile sur un brûleur à température moyenne.

Une fois l'huile chauffée, faites frire ensemble l'oignon et l'ail, en remuant souvent pour éviter qu'ils ne brûlent. Retirez du feu une fois qu'ils sont ramollis.

Dans une mijoteuse préchauffée, ajouter la poitrine de poulet, les tomates grillées, l'oignon, l'ail, toutes les épices et le bouillon de poulet. Ajoutez du sel au goût.

Faites chauffer dans votre mijoteuse à température élevée pendant 3 heures.

Incorporer le poivron haché, le fromage à la crème, la moitié et la moitié, et le fromage râpé. Faites chauffer à couvert pendant 20 minutes à une demi-heure supplémentaires pour que les fromages soient fondus.

Une fois que c'est fait, à l'aide de 2 fourchettes, déchiqueter le poulet et remuer la soupe à nouveau jusqu'à ce qu'elle soit combinée.

Garnir la soupe de coriandre fraîche, ou d'avocat et de crème aigre au moment de servir.

Cela donne 5 portions.

<u>Soupe Miso</u>

Eau - 4 tasses

Bouillon de poisson - 1 tasse

Champignons Shiitake-6 Séchés

Pommes de terre - 2 grosses, coupées en cubes

Kombu-1 Pièce

Oignon jaune-1 finement haché

Tofu ferme - 1 bloc, coupé en cubes

Carotte-1 tranchée finement

Pâte de miso brun - 2 cuillères à soupe

Wakame séché - 2 cuillères à soupe

Pâte de miso blanc-1 cuillère à soupe

Oignon vert haché pour la garniture

Laissez tremper les champignons shiitake séchés pendant environ 10 minutes dans de l'eau chaude. Égouttez les champignons et mettez le liquide de côté pour plus tard. Coupez les champignons en tranches.

Versez l'eau et les pommes de terre dans une grande casserole. Portez l'eau à ébullition sur un brûleur à température moyenne ou élevée.

Réduire le brûleur chauffé à un réglage bas et poursuivre la cuisson. Une fois que les pommes de terre commencent à être faciles à percer avec une fourchette, ajoutez l'oignon jaune, le fumet de poisson, le kombu, le tofu, les champignons shiitake en tranches, la carotte et le wakame et faites cuire dans la marmite jusqu'à ce que tous les légumes soient cuits.

Ajouter les deux pâtes miso à la soupe et les écraser jusqu'à ce qu'elles soient complètement dissoutes.

Servir la soupe garnie d'oignons verts.

Cela donne 2 portions.

Ragoût de lentilles rouges et de courge

Bouillon-4 tasses

Lentilles rouges - 1 tasse

Choix de légumes verts - 1 tasse

Courge musquée - 3 tasses cuites

Huile d'olive extra vierge - 1 cuillère à café

Gousses d'ail - 3, émincées

Curry en poudre-1 cuillère à soupe

Oignon doux - 1 haché

Gingembre frais râpé, selon le goût

Poivre noir et sel selon les besoins

Faites sauter l'huile d'olive, l'oignon haché et l'ail dans une grande marmite pendant environ 5 minutes sur un brûleur à feu doux ou moyen.

Incorporez le curry en poudre et laissez-le se mélanger pendant 2 à 3 minutes.

Versez délicatement le bouillon, puis le ragoût de lentilles rouges et de suif pour qu'il commence à bouillir.

Une fois que le ragoût a commencé à bouillir, baissez le feu du brûleur et poursuivez la cuisson pendant encore une dizaine de minutes.

Incorporez la courge et les légumes cuits au ragoût et laissez mijoter pendant environ 5 à 8 minutes sur un brûleur chauffé à mi-hauteur, puis assaisonnez au besoin avec du gingembre, du poivre et du sel.

Cela donne 4 portions.

Chili à la dinde

Dinde hachée maigre - 1 livre
Poivron rouge - 1 haché
Sauce tomate - 30Ounces, en conserve
Haricots noirs - 30 onces en conserve, égouttés puis rincés
Poivron jaune - 1 haché
Petites tomates en dés - 30 onces, en conserve
Maïs congelé - 1 tasse
Haricots rouges - 30 onces, en conserve, égouttés et rincés

Piments jalapeno tranchés Deli - 1 pot de 16 onces

Oignon - 1 moyen, en dés

Huile d'olive - 3 cuillères à café

Cumin - 3 cuillères à café

Poudre de chili - 2 cuillères à soupe

Poivre et sel

Garnitures facultatives : avocat, fromage râpé, crème sure,
oignon vert.

Faites chauffer l'huile d'olive sur un brûleur à température
moyenne.

Faites cuire la dinde dans la poêle jusqu'à ce qu'elle soit dorée,
puis transférez-la dans le récipient de votre mijoteuse.

Placez la sauce tomate, les haricots, les oignons, les jalapenos,
les poivrons, les tomates en dés, le cumin, la poudre de chili et le
maïs dans la mijoteuse, ajoutez le poivre et le sel.

Mélangez les ingrédients et placez le couvercle sur votre
cuisinière. Laissez chauffer pendant 6 heures à feu doux ou
pendant 4 heures à feu vif.

71

Cela donne 8 portions.

<u>Ragoût de bœuf et de patates douces</u>

Rôti de bœuf - 3 livres

Bouillon de bœuf - 1,5 tasse

Tomates en dés - 1 boîte de 14 onces

Pâte de tomate - 0,25 tasse

Farine d'amande - 0,33 tasse

Oignon - 1 gros, haché

Ail-6 gousses, écrasées

Patate douce - 3 tasses, pelée et coupée en cubes de 2 po.

Pommes de terre grelots - 0,66 livre, coupées en deux

Carottes- 2 grandes, coupées en tranches

Poivron rouge - 1 épépiné et haché

Cubes de bouillon de bœuf-2 écrasés

Huile d'olive - 0,25 tasse

Sel - 1 cuillère à café

Poivre noir - 0,5 cuillère à café

Feuilles de laurier-2

Paprika - 1 cuillère à café

Persil-4 cuillères à soupe, fraîchement haché pour la garniture

Saupoudrer le poivre et le sel sur tous les côtés du bœuf.

Sur un feu moyen/élevé, dans une poêle, faites chauffer 1 cuillère à soupe d'huile.

Saisir le bœuf pendant 2 à 3 minutes par côté jusqu'à ce qu'il soit bruni. Cuire par lots pour ne pas surcharger la poêle et ajouter de l'huile supplémentaire si nécessaire.

Une fois que la viande a été saisie, mettez-la dans le panier de votre mijoteuse.

Avec l'huile restante dans la poêle, faites cuire l'oignon jusqu'à ce qu'il soit tendre. Ajoutez l'ail à l'oignon et continuez à faire sauter pendant environ 60 secondes.

Mettez l'ail et l'oignon dans la mijoteuse avec le bœuf.

Incorporer la farine et couvrir la viande, l'ail et l'oignon en remuant . Ajouter tous les autres ingrédients, sauf les feuilles de laurier et le persil. Remuez les ingrédients jusqu'à ce qu'ils soient bien combinés, puis ajoutez les feuilles de laurier.

Placez le couvercle sur le mijoteur et faites chauffer pendant 4 à 6 heures à température élevée ou pendant 8 à 10 heures à température basse.

Ajoutez du sel ou du poivre si nécessaire et garnissez avec le persil au moment de servir.

Cela donne 8 portions.

Soupe à la tomate, au chou frisé et au quinoa

Bouillon de légumes - 4 tasses

Quinoa-1 tasse non cuit et rincé

Eau - 2 tasses

Haricots Great Northern - 1 boîte de 15 onces, rincée et égouttée.

Tomates en dés Petite - 2 boîtes de 14,5 oz.

Ail-3 gousses, émincé

Basilic séché - 0,5

Oignon-1 en dés

Romarin séché - 0,25 cuillère à café

Origan séché - 0,5 cuillère à café

Feuilles de laurier-2

Chou frisé - 1 botte hachée, sans les tiges

Thym séché - 0,25 cuillère à café

Poivre noir moulu et sel

Dans une mijoteuse, ajoutez le quinoa, les tomates, les haricots, l'ail, l'oignon, le romarin, le basilic, l'origan, les feuilles de laurier et le thym.

Verser le bouillon et l'eau et remuer jusqu'à ce que le tout soit bien combiné. Saupoudrer de sel et de poivre si nécessaire.

Placez le couvercle sur le récipient de votre mijoteuse, laissez chauffer pendant 7 à 8 heures sur un réglage bas ou 3 à 4 heures sur un réglage haut.

Ajouter le chou frisé et remuer jusqu'à ce qu'il soit flétri, puis servir.

Donne 8 portions.

<u>Soupe au chou frisé et aux boulettes de viande de dinde</u>

Haricots Great Northern - 1 boîte de 15 onces, égouttée et rincée.

Bouillon de légumes - 8 tasses

Lait d'amande - 0,25 tasse

Parmesan- .5 tasse, râpé

Pain - 2 tranches

Carottes-2 pelées et coupées en tranches

Oignon jaune - 0,5 haché

Dinde hachée maigre - 1 livre

Kale-4 tasses

Œuf biologique-1 battu

Gousses d'ail - 2, en dés

Échalote - 1 moyenne, hachée finement

Muscade râpée - 0,5 cuillère à café

Piment rouge en flocons - 0,25 cuillère à café

Origan - 1 cuillère à café

Huile d'olive-1 cuillère à soupe

Persil italien - 2 c. à soupe, haché

Déchirer le pain en morceaux et le laisser tremper dans un bol
de lait de taille moyenne.

Ajoutez ensuite l'ail, la dinde hachée, la noix de muscade, l'échalote, le poivre, les flocons de piment rouge, l'origan, le fromage, le persil, l'œuf et le sel, puis, à l'aide de vos mains, mélangez délicatement tous les ingrédients.

Former le mélange de viande en boules de ½ pouce.

Faites chauffer l'huile dans une grande poêle à feu moyen-élevé et saisissez légèrement toutes les boulettes de viande pendant environ 1 à 2 minutes de chaque côté.

Retirez les boulettes de viande de la poêle et mettez-les de côté.

Ajoutez le bouillon, les carottes, les haricots, le chou frisé et les oignons dans la mijoteuse.

Mettez les boulettes de viande dans la mijoteuse sur le chou frisé, couvrez et faites cuire à feu doux pendant 4 heures jusqu'à ce que les boulettes de viande remontent à la surface.

Servez la soupe garnie de parmesan râpé et de persil.

Cela donne 8 portions.

<u>Soupe au brocoli</u>

Brocoli - 8 tasses, fleurons

Bouillon - 6 tasses

Poireaux - 4 tasses, hachés

Beurre - 2 cuillères à soupe

Gingembre - 2 cuillères à soupe

Curcuma moulu - 1 cuillère à café

Sel - 1 cuillère à café

Huile de sésame - 1 cuillère à soupe

Une pincée de poivre noir moulu

Faites fondre le beurre dans une grande poêle à feu moyen.

Ajouter les poireaux et faire cuire en remuant de temps en temps pendant environ 8 minutes, jusqu'à ce que les poireaux soient cuits.

Transférez les poireaux dans votre mijoteuse et ajoutez le bouillon, le gingembre, le brocoli, le curcuma, l'huile de sésame et le sel.

Couvrez la mijoteuse et faites cuire à feu doux pendant 3 à 4 heures jusqu'à ce que le brocoli soit tendre.

À l'aide d'un blender, mixer la soupe jusqu'à ce qu'elle soit lisse et crémeuse.

Cela donne 6 à 8 portions.

<u>Soupe au poulet et aux canapés</u>

Poulet - 4 tasses, cuit et haché

Bouillon de poulet faible en sodium - 6 tasses

Oignons - 2 moyens, coupés en dés

Ail - 6 gousses, émincées

Carottes - 3 grandes, épluchées et coupées en dés

Zucchini ou zoodles préemballés - 2 moyens

Céleri - 3 grandes tiges et feuilles, coupées en dés

Huile d'avocat - 2 cuillères à soupe

Curcuma moulu - 1 cuillère à soupe

Feuilles de laurier - 3

Romarin séché - 1 cuillère à café

Sauge séchée - 1 cuillère à café

Thym séché - 1 cuillère à café

Sel de mer - 1 cuillère à café, plus selon le goût

Dans une grande casserole, faites chauffer l'huile d'avocat à feu moyen-élevé.

Ajoutez le curcuma et laissez-le cuire dans l'huile pendant environ 90 secondes en remuant pour en faire ressortir la saveur.

Ajouter les oignons et l'ail et faire cuire jusqu'à ce qu'ils soient translucides, en remuant de temps en temps.

Ensuite, ajoutez le céleri et les carottes et faites cuire jusqu'à ce que les légumes commencent tout juste à ramollir.

Ajoutez délicatement le bouillon, le poulet, la sauge, les feuilles de laurier, le romarin, le thym et le sel marin.

Porter la soupe à ébullition, puis réduire le feu et laisser mijoter, à découvert, pendant 25 à 30 minutes.

Lorsque les légumes sont tendres et que le poulet se défait, vérifiez l'assaisonnement et ajoutez du sel si nécessaire.

À l'aide d'un spiralizer muni d'un embout pour nouilles, réduisez les courgettes en spirale. Utilisez un couteau pour couper les nouilles de courgette en morceaux de 2 à 3 pouces. (Si vous n'avez pas de spiraliseur, vous pouvez acheter des nouilles préemballées).

Retirez le pot de soupe de la plaque de cuisson et enlevez les feuilles de laurier.

Ajoutez les zoodles et remuez bien. La chaleur restante dans la soupe sera suffisante pour cuire les zoodles jusqu'à ce qu'ils soient ramollis. Profitez-en !

Cela donne 6 à 8 portions.

Soupe au chou-fleur et au curcuma

Chou-fleur - 1 tête moyenne, hachée
Mélange de lait d'amande non sucré et de lait de cajou - 2,5 tasses
Bouillon de légumes - 2 tasses
Lentilles rouges - 0,5 tasse
Échalote - 1 moyenne, coupée en quatre
Ail - 3 ou 4 gousses
Curcuma - 1 cuillère à café
Huile d'olive - 6 cuillères à café

Sel de mer - 0,5 cuillère à café

Cumin en poudre - 1 cuillère à café

Garnir de poivre concassé, de citron vert, d'herbes fraîches, etc.

Allumez le four pour une cuisson à 425 degrés Fahrenheit.

Versez l'huile d'olive sur le chou-fleur, les échalotes et l'ail dans un grand bol.

Déplacez les légumes pour les faire rôtir pendant 15 minutes sur une grande plaque de cuisson. Retournez les légumes et faites-les rôtir pendant 15 minutes supplémentaires.

Une fois les légumes rôtis, transférez-les dans une grande casserole.

Versez délicatement 2 tasses de lait, le bouillon et les lentilles. Mélangez bien jusqu'à ce que tout soit combiné.

Laissez la soupe bouillir puis mettez un couvercle. Laissez mijoter pendant 20 minutes à feu réduit.

Versez la soupe dans un appareil de mixage et mélangez. Une fois qu'elle est bien mélangée et qu'il n'y a plus de grumeaux, incorporez le reste du lait et garnissez-la de la garniture souhaitée.

Cela donne 4 portions.

<u>Soupe crémeuse au poulet et au citron</u>

Bouillon d'os - 6 tasses

Poulet - 4 tasses cuites et déchiquetées

Huile d'olive - 0,5 tasse

Oignon - 1 tasse, en dés

Chou frisé - 1 botte

Jus de citron - 2 cuillères à soupe, frais

Citrons-3

Sel

Lavez le chou frisé, empilez les feuilles en 2 tas et tranchez-les en bandes de ½ po, puis réservez.

Dans un mélangeur, ajoutez 2 tasses de bouillon, l'huile d'olive et l'oignon en dés. Mélangez pendant 1 à 2 minutes jusqu'à ce que le mélange soit homogène.

Versez le contenu du mixeur dans votre mijoteuse et ajoutez les 4 tasses de bouillon restantes. Ajoutez le poulet râpé, le chou frisé haché, le zeste des 3 citrons et le jus de citron frais. Ajoutez du sel selon votre goût.

Laissez la soupe cuire à feu doux pendant 6 heures.

Cela donne 6 portions.

Soupe de légumes colorés

Eau - 4 tasses

Courge musquée - 2 tasses en dés

Poivron rouge - 2 tasses en dés

Branche de céleri - 2 tasses en dés

Carottes - 1 tasse en dés

Courgettes - 1 tasse en dés

Oignon rouge - 1 tasse en dés

Spring onions-1 Cup chopped plus additional for garnish

Feuilles de céleri - 1 tasse

Ail - 3 grosses gousses

Jus de citron - 2 cuillères à soupe

Sel au goût

Dans une grande marmite, mélangez l'eau, le poivron rouge, la courge butternut, la courgette, l'oignon rouge, l'oignon de printemps, les feuilles et les branches de céleri et les gousses d'ail.

Portez l'eau à ébullition puis baissez à feu moyen. Laissez mijoter les ingrédients pendant environ 40 minutes jusqu'à ce que les légumes soient tendres.

Une fois fait, ajoutez le jus de citron et mélangez bien. Ajoutez du sel selon votre goût.

Cela donne 4 portions.

Salades et accompagnements

<u>Salade de betteraves</u>

Mélange pour salade de chou frisé (livré avec un sachet de noix et de graines) - sac de 24 onces
Betteraves - 16 onces, cuites, pelées et hachées
Myrtilles - 1,5 tasse, fraîches

Une vinaigrette au curcuma :

Huile d'olive extra vierge - 0,33 tasse

Jus de citron - 1 cuillère à soupe

Vinaigre de cidre de pomme - 2 cuillères à soupe

Curcuma - 1 cuillère à café

Gingembre râpé-1 cuillère à café, frais

Ail-1 Gousse, râpé

Sel de mer - 0,5 cuillère à café

Poivre noir moulu - 0,25 cuillère à café

Mélangez tous les ingrédients de la vinaigrette. Vous pouvez les secouer ou les mixer si vous souhaitez une vinaigrette plus lisse.

Répartir le mélange de salade de chou frisé dans des bols et garnir de myrtilles, de betteraves et du mélange de noix et de graines.

Arroser avec la vinaigrette au curcuma.

Cela donne 4 à 6 portions.

<u>Salade de thon</u>

Haricots cannellini - 1 boîte de 15 onces rincée et égouttée

Thon à l'huile - 1 boîte (utilisez 2 boîtes si vous voulez que la salade soit riche en thon)

Oignon - 0,5 tasse, en dés

Persil - .25 tasse, finement haché

Herbes fraîches comme le basilic - 1 ou 2 cuillères à soupe

Huile d'olive extra vierge à volonté

Sel au goût

Poivre noir fraîchement moulu, selon le goût

Vinaigre de vin rouge au goût

Rincez et égouttez la boîte de haricots. Ajoutez-les dans un bol de taille moyenne.

Ajoutez le thon aux haricots. (Ne pas égoutter)

Ajoutez l'oignon au thon et aux haricots et mélangez.

Ajoutez le persil et le basilic hachés et mélangez bien.

Assaisonnez avec le sel et le poivre et arrosez avec l'huile d'olive et le vinaigre de vin rouge. Savourez !

Cela donne 2 portions.

<u>Salade de quinoa</u>

Amandes grillées :

Amandes crues - 0,33 tasse

Sirop d'érable-1 cuillère à café

Tamari à faible teneur en sodium - 1 cuillère à café

Huile de noix de coco - 1 cuillère à café

Sel de mer - 0,25 cuillère à café ou selon le goût.

Salade :

Quinoa - 2 tasses cuites

Pois chiches - 2 tasses cuits, rincés et égouttés

Concombre - 2 tasses, en dés

Edamame - 1 tasse, décortiqué

Chou violet - 1 tasse, râpé

Poivrons mélangés - 1 tasse

Céleri - 1,5 tasse, finement coupé en dés

Oignon rouge - 0,25 tasse, coupé en dés

Persil - 0,25 tasse, frais haché

Graines de citrouille - 2 cuillères à soupe

Graines de tournesol - cuillère à soupe

Graines de sésame - 2 cuillères à café

Habillage :

Jus de citron vert - 2 cuillères à soupe de jus frais

Tahini - 2 cuillères à soupe

Vinaigre de cidre de pomme-3 cuillères à soupe

Sirop d'érable - 0,5 cuillère à café

Sel et poivre noir moulu à volonté

Préchauffez le four à 375 degrés Fahrenheit.

Mélangez les amandes dans le sirop d'érable et le tamari dans un grand bol. Saupoudrer de sel de mer et verser l'huile de noix de coco sur les amandes, puis mélanger à nouveau.

Recouvrez une plaque à pâtisserie d'une feuille d'aluminium et disposez les amandes en une seule couche régulière.

Faites griller les amandes pendant environ 15 à 20 minutes, en les remuant et en les retournant de temps en temps.

Pendant que les amandes grillent, combinez tous les ingrédients de la vinaigrette dans un bocal, fermez hermétiquement et secouez jusqu'à ce qu'ils soient bien combinés.

Une fois que les amandes ont fini de griller, transférez-les dans une assiette ou un bol pour les laisser refroidir.

Dans un grand bol, mélanger tous les autres ingrédients de la salade. Versez un peu de vinaigrette sur le dessus, ajoutez les amandes refroidies et mélangez bien.

Cela donne 11 petites portions.

Salade de pois chiches

Vinaigrette aux agrumes :
Jus d'orange fraîchement pressé - 2 cuillères à soupe
Zeste d'orange - 0,5 cuillère à café
Jus de citron fraîchement pressé - 1 cuillère à soupe
Zeste de citron - 0,5 cuillère à café
Origan frais-1 cuillère à soupe, finement haché
Huile d'olive - 2 cuillères à soupe
Feuilles de menthe - 2,5 cuillères à soupe fraîches, en juliennes
Sel au goût
Poivre noir moulu au gout

Salade :

Pois chiches - 2 tasses, cuits et égouttés

Poivron rouge - 1 petit, coupé en dés

Oignon rouge - 0,5 tasse, en dés

Concombre - 1 moyen, en dés

Tomates - 2 moyennes, en dés

Olives vertes (emballées dans l'eau)- .25 tasse, égouttées

Grenades - 0,5 tasse

Ajoutez le jus et le zeste d'orange, le jus et le zeste de citron, l'huile d'olive et l'origan frais dans un grand bol pour faire votre vinaigrette. Fouettez les ingrédients ensemble et ajoutez du sel et du poivre selon votre goût, puis mettez de côté.

Prenez votre saladier et mélangez les pois chiches, la vinaigrette et les oignons ensemble. Mélangez pour combiner et laissez reposer pour permettre aux oignons et aux pois chiches de mariner dans la vinaigrette pendant quelques minutes.

Ajoutez tous les légumes dans le saladier avec vos pois chiches, et mélangez bien pour combiner. Ajoutez les olives et la menthe fraîche.

Servir froid ou à température ambiante.

Donne 2 portions complètes ou 4 plats d'accompagnement.

Salade chaude de pois chiches

Pois chiches-1 boîte de 15 onces rincée et égouttée

Raisins rouges sans pépins-1 tasse, coupés en deux

Jeunes épinards - 1 tasse

Huile d'olive extra vierge - 2 cuillères à soupe

Échalotes - 2 c. à soupe, émincées

Gingembre frais râpé - 2 cuillères à soupe

Jus de citron - 1 cuillère à soupe

Gros sel marin - 0,25 cuillère à café

Dans une grande poêle, faites chauffer l'huile d'olive à feu moyen et ajoutez le gingembre et les échalotes.

Faire légèrement sauter les échalotes jusqu'à ce qu'elles soient parfumées mais pas encore dorées.

Ajouter délicatement les pois chiches dans la poêle et remuer pour les mélanger. Faites cuire les pois chiches avec les échalotes pendant environ 5 minutes jusqu'à ce que les pois chiches soient bien cuits.

Ajoutez le jus de citron et le sel sur le mélange de pois chiches et retirez du feu.

Mélangez les pois chiches chauds avec les épinards et les raisins dans un bol moyen et servez chaud.

Cela donne 2 portions.

Salade de brocoli

Salade :
Fleurons de brocoli frais - 5 ou 6 tasses, finement hachés
Myrtilles - 1,25 tasse
Cerises séchées - 0,5 tasse
Carottes - 1 tasse, râpées
Oignon rouge - 0,33 tasse, finement découpé
Persil- .25 tasse, finement haché
Coriandre- .5 tasse, finement hachée
Amandes tranchées- .5 tasse, grillées
Graines de tournesol grillées - 0,25 tasse

Habillage :

Tahini-3 cuillères à soupe

de l'eau tiède à diluer - 2 ou 3 c. à soupe

Jus de citron frais - 0,5

Sirop d'érable - 0,5 cuillère à soupe

Ail-1 gousse, émincé

Sel - 0,25 cuillère à café, plus un peu plus selon le goût.

Poivre noir moulu au goût

Ajoutez le brocoli, les carottes, les myrtilles, l'oignon rouge, les cerises, la coriandre, le persil, les graines de tournesol et les amandes grillées dans un grand bol puis mettez de côté.

Dans un petit bol, mélangez au fouet le tahini, l'eau, le jus de citron, le sirop d'érable, l'ail, le sel et le poivre pour faire la vinaigrette.

Verser la vinaigrette sur la salade et mélanger jusqu'à ce qu'elle soit bien combinée.

Garnir d'amandes grillées supplémentaires et de coriandre.

La salade se conserve dans un récipient hermétique au réfrigérateur jusqu'à 5 jours.

Cela donne 4 portions.

<u>Carottes glacées au miel</u>

Carottes pelées - 8 moyennes, coupées en larges bâtonnets d'allumettes
Miel - 0,33 tasse
Persil frais - 0,33 tasse
Beurre - 3 cuillères à soupe
Curcuma - 2 cuillères à café
Sel - 1 cuillère à café
Poivre noir moulu - 1 cuillère à café
Gingembre pelé et râpé - 1 pouce
Citron pressé et zesté- .5

Dans une poêle, faites fondre le beurre à feu doux ou moyen.

Ajoutez les carottes et remuez pour les enrober de beurre et ajoutez le sel.

Faites sauter les carottes pendant environ 2 minutes, puis ajoutez le miel, le curcuma, le gingembre et le poivre noir.

Augmentez le feu à moyen ou élevé et continuez la cuisson des carottes pendant 3 minutes supplémentaires.

Retirez les carottes du feu et ajoutez le jus de citron, le zeste de citron et le persil.

Cela donne 4 portions.

Chou-fleur rôti au curcuma

Chou-fleur-1 tête
Curcuma-1 cuillère à soupe
Huile d'olive-1 cuillère à soupe
Une pincée de cumin
Sel et poivre noir moulu à volonté

Préchauffez le four à 400 degrés Fahrenheit.

Coupez la tête de chou-fleur en fleurettes et étalez-les dans un plat à four.

Ajoutez l'huile d'olive, le cumin, le curcuma et le sel et mélangez bien pour enrober.

Couvrir le moule de papier d'aluminium et faire rôtir pendant 35
à 40 minutes. Retirez la feuille d'aluminium et faites cuire
pendant 15 minutes supplémentaires.

Cela donne 3-4 portions.

Riz de chou-fleur doré

Chou-fleur - 4 tasses, râpé

Huile d'olive - 1 cuillère à soupe

Curcuma - 0,5 cuillère à café

Poudre d'oignon - 0,5 cuillère à café

Poudre d'ail - 0,5 cuillère à café

Gingembre moulu - 0,25 cuillère à café

Sel - 0,5 cuillère à café

Pour le riz, le chou-fleur, il faut d'abord le laver et l'éponger.
Retirez les feuilles extérieures et séparez la tête en fleurons de 1
à 2 pouces.

Ajoutez les fleurettes dans votre robot culinaire par lots et pulsez
10 à 15 fois jusqu'à ce qu'elles deviennent de la taille d'un grain
de riz. Retirez les gros morceaux qui restent. Vous pouvez

également réduire le chou-fleur en riz à la main en utilisant une râpe à gros trous.

À feu moyen, faites chauffer l'huile dans une grande poêle.

Versez le chou-fleur râpé et les assaisonnements dans votre poêle et faites sauter le chou-fleur pendant environ 5 minutes, jusqu'à ce qu'il ramollisse.

Conservez le chou-fleur cuit et râpé dans un bol bien fermé au réfrigérateur pendant 4 jours au maximum.

Cela donne 4 portions.

Chou à l'ail et au citron

Chou blanc - 10 tasses, râpé

Citron- .5, coupé en quartiers

Ail - 3 cuillères à café, émincé

Huile d'olive extra vierge -2 cuillères à café

Une pincée de flocons de piment rouge écrasés

Sel marin fin - 0,5 cuillère à café

Faites chauffer l'huile dans une grande poêle sur un brûleur à température moyenne ou élevée.

Dans une poêle, ajoutez le chou, les flocons de piment rouge, l'ail et le sel, puis remuez de temps en temps tout en faisant cuire pendant 10 à 15 minutes jusqu'à ce que le chou se fane et devienne tendre.

Pressez le jus de citron sur le chou et dégustez.

Cela donne 4 portions.

<u>Brocoli à l'ail et au citron</u>

Fleurons de brocoli - 3 livres
Jus de citron frais - 0,25 tasse
Sel - 1 cuillère à café
Huile d'olive - 0,5 tasse
Poudre d'ail - 1 cuillère à café

Laissez le brocoli cuire à la vapeur jusqu'à ce qu'il devienne tendre, puis égouttez-le.

Dans un mixeur, ajoutez l'huile, l'ail, le sel et le jus de citron et mixez jusqu'à ce que le mélange devienne crémeux et lisse.

Versez la sauce au citron sur les brocolis et mélangez jusqu'à ce qu'ils soient couverts.

Cela donne 12 portions.

Epinards à l'ail

Epinards frais- 5 onces
Ail- 2 gousses, émincé
Vinaigre balsamique - 2 traits
Huile d'olive - 6 cuillères à soupe
Une pincée de poivre noir
Une pincée de sel

Faites chauffer l'ail dans l'huile à feu très doux. Remuez jusqu'à ce qu'il devienne odorant ; veillez à remuer pour que l'ail ne brûle pas.

Ajouter les épinards frais dans la poêle et les mélanger avec le mélange d'ail pour les enrober.

Faites cuire les épinards frais jusqu'à ce qu'ils commencent à se flétrir. Ajoutez le poivre et le sel si nécessaire et dégustez dans un bol garni de quelques gouttes de balsamique.

Cela donne 2 portions.

<u>Riz au curcuma</u>

Riz brun - 1 tasse, rincé

Bouillon de poulet - 1,75 tasse

Oignon - 1, en dés

Coriandre - 8 onces, hachée

Curcuma moulu - 1 cuillère à café

Ail - 3 cuillères à café, émincé

Paprika - 0,5 cuillère à café

Cumin en poudre - 1 cuillère à café

Poivre noir moulu - 0,5 cuillère à café

Sel de mer - 0,5 cuillère à café

Dans une petite casserole, faites chauffer l'huile sur un brûleur à température moyenne. Faites cuire l'oignon en le remuant souvent pendant environ 8 minutes.

Combinez l'ail avec l'oignon et poursuivez la cuisson ensemble pendant 60 secondes supplémentaires.

Ensuite, mélangez le bouillon, le riz, le cumin, le curcuma, le poivre, le sel et le paprika dans la casserole et mélangez le tout. Mettez la table de cuisson à feu moyen/élevé pour porter l'eau à ébullition.

Une fois l'ébullition atteinte, baissez le feu et laissez mijoter dans la casserole en couvrant. Laissez cuire le riz pendant 40 minutes supplémentaires, puis retirez le riz du brûleur tout en gardant le couvercle pour le laisser cuire à la vapeur pendant environ 10 minutes.

À l'aide d'une fourchette, remuer délicatement le riz brun et le mélanger avec la coriandre.

Cela donne 6 portions.

Frites de patate douce

Patate douce - 1

Curcuma en poudre - 1 cuillère à café

Huile de noix de coco - 6 cuillères à café, fondues

Cannelle moulue - 0,5 cuillère à café

Sel de mer, si nécessaire

Allumez le four pour une cuisson à 425 degrés Fahrenheit.

Coupez la pomme de terre en longues lamelles et versez l'huile de coco et les épices dessus dans un bol de taille moyenne.

Mélangez les pommes de terre jusqu'à ce qu'elles soient bien recouvertes.

Faites cuire les frites pendant environ 8 à 10 minutes sur une plaque de cuisson en une seule couche avant de retourner les patates douces et de les laisser cuire pendant 10 minutes supplémentaires.

Déguster une fois refroidi.

Cela donne 1 ou 2 portions.

<u>Salade de papaye</u>

Papaye verte - 3 tasses, en julienne

Oignon doux - 0,5 tasse, finement tranché

Pousses de haricot - 0,5 tasse

Sucre de palme - 2 cuillères à soupe, finement haché

Jus de citron vert - 0,25 tasse

Sauce de poisson - 2 cuillères à soupe

Zeste de citron vert - 0,25 cuillère à café, fraîchement râpé

Poivre noir moulu

Piments forts ou hawaïens frais émincés

Fouettez ensemble la sauce de poisson, le jus de citron vert, le sucre, les piments et le zeste.

Ajouter la papaye, les germes de soja et l'oignon à la vinaigrette et mélanger soigneusement jusqu'à ce que tout soit bien mélangé.

Saupoudrer de poivre si nécessaire avant de servir.

Cela donne 6 portions.

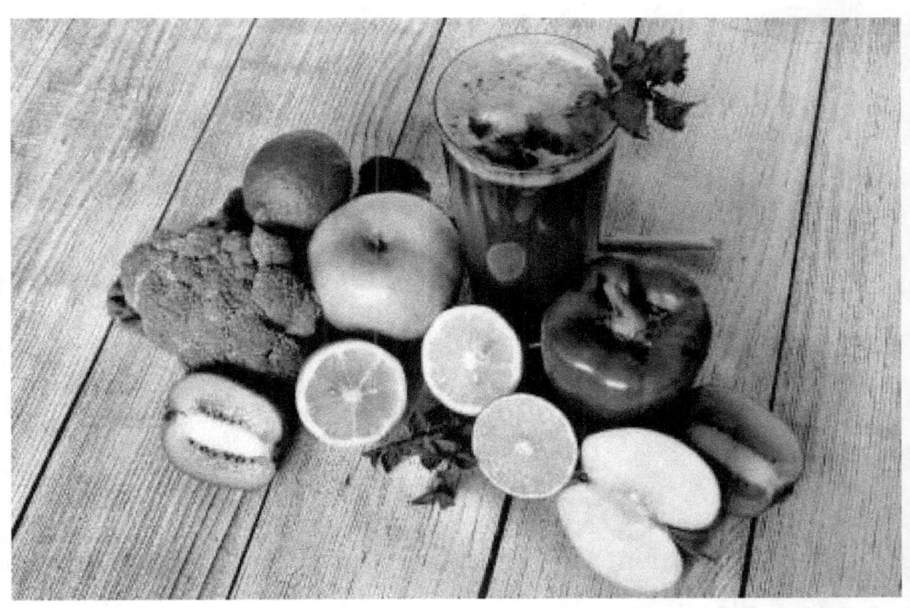

Plats végétariens

<u>Bol de quinoa au curcuma</u>

Pommes de terre jaunes - 7 petites

Quinoa - 0,25 tasse

Pois chiches - 1 boîte de 15 onces

Curcuma - 2 cuillères à café

Paprika - 1 cuillère à café

Chou frisé - 2Les feuilles

Huile de noix de coco - 1 cuillère à soupe

Avocat - 1

Huile d'olive - .5 Tbsp

Poivre et sel selon les besoins

Réglez le four pour qu'il cuise à 350 degrés Fahrenheit.

Coupez les pommes de terre jaunes en lamelles et étalez-les à plat sur une plaque de cuisson.

Recouvrez légèrement les pommes de terre en versant l'huile de coco et 1 cuillère à café de curcuma par-dessus. Ajoutez du poivre et du sel si nécessaire.

Faites cuire les pommes de terre pendant quelques minutes pendant que vous égouttez et rincez les pois chiches.

Ajoutez les pois chiches et 1 cuillère à café de paprika dans un saladier et enrobez-les uniformément.

Sortez les pommes de terre du four et ajoutez les pois chiches sur la plaque de cuisson.

Faites cuire les pois chiches et les pommes de terre ensemble pendant environ 25 minutes pour permettre aux pommes de terre de ramollir.

Faites cuire le quinoa dans une petite casserole. Une fois cuit, ajoutez le poivre, le sel et une cuillère à café de curcuma. Mélangez le tout jusqu'à ce que tout soit bien combiné et laissez refroidir.

Lavez le chou frisé et frottez les feuilles avec l'huile d'olive. Répartissez les feuilles dans 4 bols.

Tranchez soigneusement l'avocat et répartissez-le dans les 4 bols.

Recouvrez avec le quinoa, les pommes de terre rôties et les pois chiches, puis servez.

Cela donne 4 portions.

<u>Bol d'orge au citron et au soja</u>

Orge perlé ou mondé - 2 tasses, cuit

Viande d'edam biologique - 0,75 tasse, écossée

Eau - 2,25 tasses

Tofu biologique (ferme ou extra ferme) - 1 bloc de tofu cuit au four, à la sarriette

Avocat mûr - .5, coupé en deux et tranché finement

Vinaigrette au citron et au tahini :

Sauce soja à faible teneur en sodium - 6 cuillères à soupe

Huile de sésame grillé - 3 cuillères à café

Origan séché - 1,5 cuillère à café

Citron - .5 cuillère à café, finement râpé

Jus d'.5un citron

Portez l'orge et l'eau à ébullition dans une casserole moyenne.

Une fois l'ébullition atteinte, réduisez le feu à faible intensité afin que l'orge puisse mijoter pendant environ 40 à 50 minutes. L'orge est cuite lorsque tout le liquide a été absorbé.

Retirez l'orge du brûleur pour qu'elle refroidisse légèrement.

Fouettez l'huile de sésame, l'origan, la sauce soja, le zeste de citron et le jus de citron dans un grand bol jusqu'à ce qu'ils soient bien mélangés.

Versez ou prenez l'orge refroidi dans le grand bol et remuez pour le recouvrir du mélange de soja.

Ensuite, déposez les edam me et la roquette dans le mélange d'orge et continuez à mélanger délicatement jusqu'à ce que le tout soit combiné.

Coupez le tofu en cubes de ¾ de pouce.

Répartir le mélange d'orge dans 4 bols et servir garni de tranches d'avocat et de tofu.

Cela donne 4 portions.

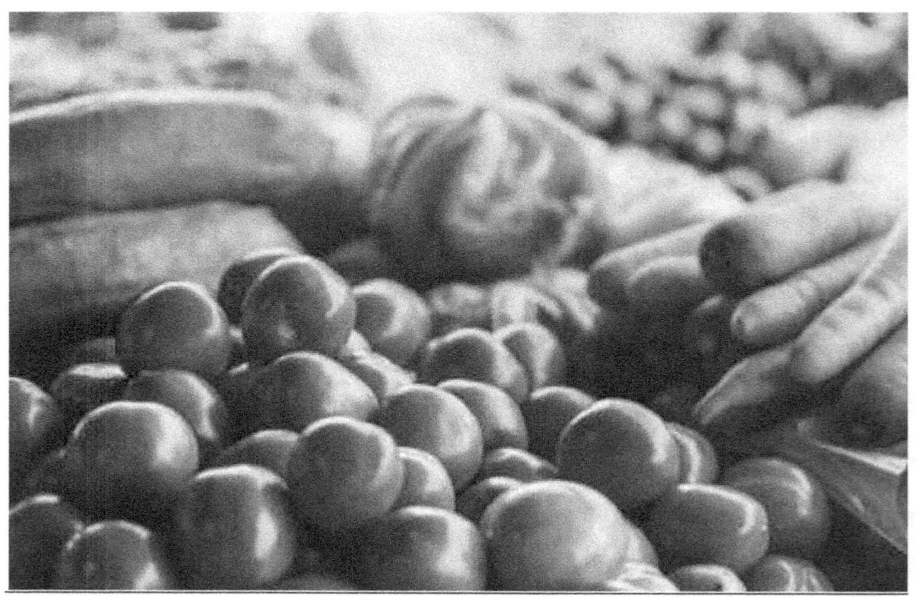

<u>Sandwichs à l'avocat et à la salade d'œufs</u>

Avocat mûr - .5

Huile d'avocat - 1 cuillère à café

Œufs durs biologiques - 3 hachés

Jus de citron - 1,5 cuillère à café

Céleri - 0,25 tasse, finement haché

Ciboulette fraîche - 3 c. à thé, hachée

Sel - 0,25 cuillère à café

Poivre noir - 0,125 cuillère à café

Pain à sandwich de blé entier - 4 tranches

Laitue - 2 feuilles

Dans un bol moyen, écrasez la chair du demi-avocat, ajoutez le jus de citron et l'huile d'avocat. Écraser jusqu'à ce que le mélange soit presque lisse.

Au mélange d'avocat, ajoutez le céleri, le poivre, le sel, les œufs et la ciboulette puis remuez jusqu'à ce que le tout soit bien mélangé.

Étalez le mélange sur 2 morceaux de pain grillé, puis ajoutez une feuille de laitue et un autre morceau de pain grillé pour faire 2 sandwichs.

Cela donne 2 portions.

<u>Wraps de laitue aux pois chiches</u>

Garniture de pois chiches :

Pois chiches - 1 boîte, égouttés et rincés

Ail - 1 gousse, haché

Oignon de printemps - 1 haché

Curcuma - 1 cuillère à café

Graines de sésame - 3 cuillères à café

Cumin - 1 cuillère à café

Graines de lin - 3 cuillères à café

Piment rouge moulu - 1 cuillère à café

Huile d'olive - 1 cuillère à soupe

Menthe - 6Les feuilles

Salade :

Avocat - 1

Ail - 1 gousse, hachée

Tomates - 2 en dés

Poivre vert pointu - 1 haché

Oignon de printemps - 1 haché

Feuilles de basilic - 12

Noix de Grenoble - 2 cuillères à soupe, écrasées

Jus de citron vert - 1 cuillère à café

Laitue romaine - 6 feuilles, lavées

Faites chauffer les pois chiches sur un brûleur de niveau moyen à élevé dans une poêle avec environ ¼ de tasse d'eau. Ajouter le curcuma et la poudre de chili et remuer jusqu'à ce que les pois chiches soient bien enrobés. Faites cuire environ 2 à 3 minutes.

Une fois que toute l'eau a presque disparu, ajouter le reste des ingrédients de la garniture. Remuez ensemble pendant environ 60 secondes, puis couvrez et éteignez-les sur la table de cuisson.

Écraser l'avocat avec la moitié des tomates en dés. Versez le jus de citron vert et l'ail haché, remuez jusqu'à ce que le mélange soit bien homogène et que les grumeaux aient disparu.

Ajouter le reste des ingrédients de la salade ainsi que du sel au goût. Remuez pour combiner le tout.

Garnir le mélange de salade de noix concassées.

Ajoutez 2 cuillères à soupe de la garniture de pois chiches au milieu des feuilles de laitue et garnissez-les de 2 cuillères à soupe de salade.

Profitez-en !

Cela donne 6 portions.

<u>Gâteaux de pois chiches</u>

Oignon - 1 petit

Pois chiches - 1 boîte, rincés et égouttés

Ail - 2 gousses

Persil frais - .25 tasse, haché

Sel de mer - 1,5 cuillère à café

Curcuma en poudre - 1 cuillère à café

Fécule de pomme de terre - 6 cuillères à soupe

Piment de Cayenne - 0,75 cuillère à café

Farine de pois chiches - 2 cuillères à soupe plus 3 cuillères à soupe supplémentaires pour l'enrobage

Huile de pépins de raisin

Poivre noir fraîchement moulu

Versez un peu d'huile de pépins de raisin dans une grande poêle en fonte et faites sauter l'ail et l'oignon jusqu'à ce qu'ils soient légèrement dorés. Retirer du feu et mettre de côté pour refroidir.

Mixez les pois chiches à l'aide d'un blender. Une fois qu'ils ont une consistance lisse et épaisse, arrêtez le mixeur et utilisez une petite spatule ou une cuillère pour vous assurer qu'aucun pois chiche n'est collé aux parois et qu'ils ont tous été moulus.

Dans le mixeur, ajoutez l'ail, l'oignon, le poivre, le sel, le poivre de Cayenne et le curcuma au mélange de pois chiches et mixez jusqu'à obtenir un mélange homogène.

Arrêtez à nouveau le mixeur et utilisez une cuillère pour incorporer manuellement le persil haché.

Versez 3 cuillères à soupe de farine de pois chiches dans une grande assiette.

Prélevez une partie du mélange de pois chiches à l'aide d'une cuillère et formez une boule de la taille d'une balle de golf. Appuyez doucement sur la boule pour l'aplatir et lui donner la forme d'une galette.

Faites tomber la galette dans la farine de pois chiches pour l'enrober légèrement et uniformément des deux côtés.

Répétez la formation et l'enrobage des galettes jusqu'à ce qu'il n'y ait plus de mélange de pois chiches.

Remettez la poêle en fonte sur la table de cuisson et faites-la chauffer à feu moyen. Versez un peu d'huile supplémentaire et faites cuire les galettes pendant 2 ou 3 minutes par côté jusqu'à ce qu'elles soient dorées.

Servir sur une salade.

Cela donne 4 portions.

Sandwich à l'avocat et aux pois chiches

Pois chiches - 1 boîte de 15 onces égouttée et rincée

Jus de citron - 2 cuillères à café

Avocat mûr - 1 grand

Canneberges séchées - 0,25 tasse

Sel et poivre au goût

Garnitures :

Roquette

Oignon rouge

4 tranches de pain complet sont facultatives. L'avocat et le pois chiche peuvent être dégustés sur une salade.

Dans un bol de taille moyenne, écrasez les pois chiches à l'aide d'une fourchette.

Combinez l'avocat avec les pois chiches et continuez à écraser avec une fourchette jusqu'à ce que ce soit un peu lisse et bien combiné.

Ajoutez le jus de citron et les canneberges séchées au mélange d'avocats, remuez jusqu'à ce qu'ils soient bien combinés et saupoudrez de sel et de poivre supplémentaires si nécessaire.

Faire griller le pain et répartir le mélange sur 2 morceaux de pain grillé.

Garnir de roquette, d'oignon rouge et d'une autre tranche de pain grillé. Appréciez !

Le mélange d'avocats peut être Conserver le mélange d'avocats jusqu'à 2 jours au réfrigérateur.

Cela donne 2 portions.

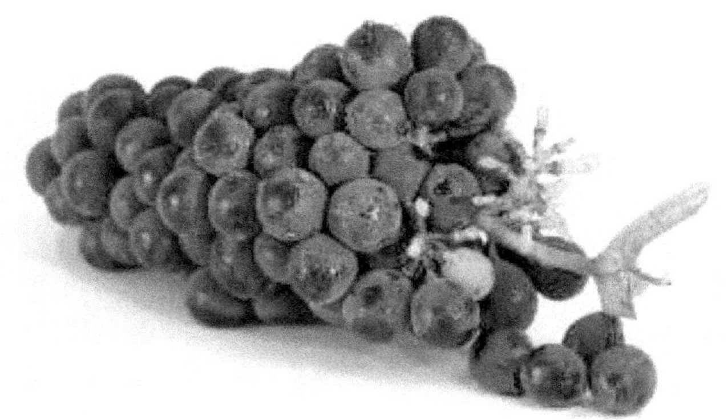

<u>Pâtes aux lentilles rouges</u>

Pâtes aux lentilles rouges - 1 boîte de 8 onces

Huile d'olive extra vierge - 0,25 tasse

Ail - 6 gousses, émincées

Oignon doux - 1 haché

Origan séché - 1 cuillère à soupe

Basilic séché - 3 cuillères à café

Curcuma moulu - 2 cuillères à café

Vinaigre de cidre de pomme - 3 cuillères à café

Tomates grillées au feu - 1 boîte de 28 onces

118

Jeunes épinards - 2 grosses poignées

½ tasse de tomates séchées au soleil hachées - .5 tasse, hachées et égouttées à l'huile

Poivre et sel selon les besoins

Parmesan râpé

Pignons ou graines grillées

Sur un feu moyen, faites chauffer l'huile dans une casserole.

Une fois l'huile d'olive chauffée, faites sauter l'oignon jusqu'à ce qu'il soit tout juste ramolli et qu'il commence à caraméliser. (environ 5 à 10 minutes)

Dans la marmite, ajoutez l'origan, le basilic, le poivre, l'ail, le sel et le curcuma, puis faites cuire pendant environ 1 minute pour permettre aux saveurs de se combiner.

Ajoutez lentement les tomates et le jus de la boîte dans la marmite.

À l'aide d'un pilon à pommes de terre, écrasez les tomates dans la marmite.

Versez le vinaigre et les tomates séchées au soleil, et tout en remuant de temps en temps, laissez mijoter jusqu'à ce que la sauce réduise légèrement, environ 12 à 15 minutes.

Mettez les légumes verts avec les tomates et laissez mijoter encore quelques minutes.

Portez de l'eau salée à ébullition dans une autre casserole suffisamment grande pour les pâtes.

Versez les nouilles, faites-les bouillir en remuant de temps en temps jusqu'à ce qu'elles atteignent le degré de cuisson souhaité, puis égouttez-les.

Répartir dans 6 bols et incorporer la sauce. Ajoutez du fromage, des noix et des graines si vous le souhaitez.

Cela donne 6 portions.

Salade de pois chiches au chou-fleur

Pois chiches - 1 tasse rincés et égouttés

Laitue à feuilles rouges - 2 tasses, déchirée

Fleurons de chou-fleur - 1,5 tasse

Oignon rouge - 0,25 tasse, tranché finement

Carottes - 0,75 tasse, coupées en tranches de 0,5 pouce

Yogourt nature sans gras - 0,25 tasse

Curry en poudre - 3 cuillères à café

Huile d'olive - 3 cuillères à café

Sel - 0,25 cuillère à café

Jus de citron vert - 1 cuillère à soupe

Poivre noir moulu - 0,5 cuillère à café

Gingembre moulu - 0,25 cuillère à café

½ cu cuillère à café de piment jalapeño é éminé ½ cuillère à café de piment jal jalapeño é éminé

Réglez le four pour qu'il cuise à 450 degrés Fahrenheit.

Mélangez le sel, l'huile d'olive et le curry dans un bol moyen, puis ajoutez les pois chiches, le chou-fleur et les carottes. Mélangez pour bien les enrober.

Répartissez le chou-fleur, les carottes et les pois chiches sur une plaque de cuisson et faites-les cuire au four pendant 20 à 25 minutes. Remuer une fois à la moitié de la cuisson. Les légumes sont cuits lorsqu'ils sont ramollis. Retirez-les du four et laissez-les refroidir.

Pour préparer votre vinaigrette, mélangez le yaourt, le jus de citron vert, le piment jalapeno et le gingembre dans un petit bol. Délayer avec un peu d'eau si vous préférez que la sauce soit un peu plus fine.

Dans un saladier, mélanger la laitue, les légumes, l'oignon et le persil. Verser la vinaigrette et remuer pour enrober.

Cela donne 2 portions.

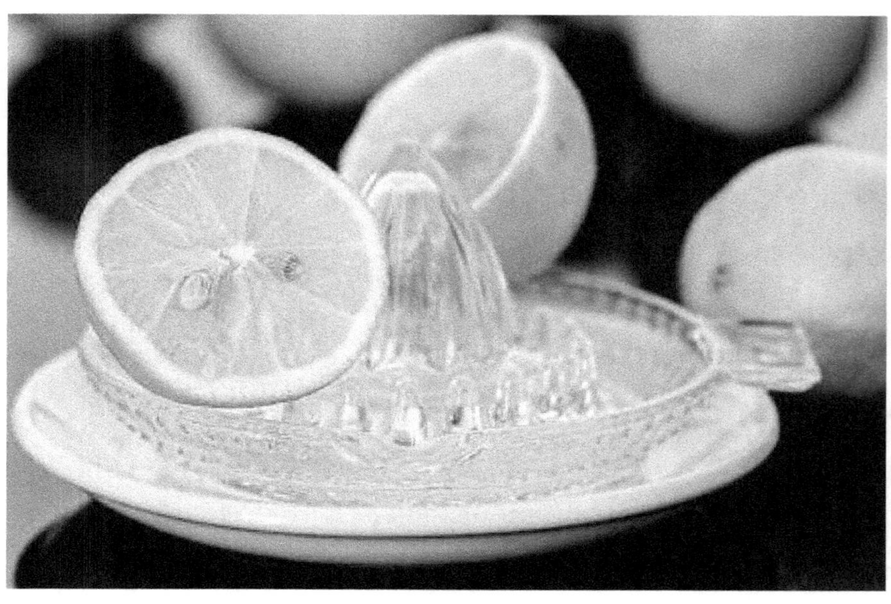

<u>Patate douce farcie</u>

Patate douce - 1 grande

Haricots noirs - 1 tasse, égouttés et rincés

Houmous - 0,25 tasse

Chou frisé - 0,75 tasse, haché

Eau - 2 cuillères à soupe

Enfoncez la patate douce à plusieurs reprises avec une fourchette et passez-la au micro-ondes à puissance maximale pendant 7 à 10 minutes, jusqu'à ce qu'elle soit bien cuite.

Lavez le chou frisé et égouttez-le. Faites cuire le chou frisé, à couvert, à feu moyen. Remuez le chou frisé plusieurs fois jusqu'à ce qu'il soit flétri.

Ajoutez des haricots et 1 à 2 cuillères à soupe d'eau si la casserole est sèche.

Continuez à faire cuire les haricots et le chou frisé à découvert pendant environ 1 à 2 minutes jusqu'à ce que le mélange soit chaud, en remuant de temps en temps.

Ouvrez la patate douce dans le sens de la longueur sur le dessus et farcissez-la avec les haricots et le chou frisé.

Mélangez le houmous et 2 cuillères à soupe d'eau dans un petit plat jusqu'à la consistance désirée, puis arrosez les pommes de terre farcies.

Donne 1 portion.

Sauté de légumes

Fleurons de brocoli frais - 4 tasses

Gingembre frais - 0,25 tasse, émincé

Ail - 12 gousses, émincées

Oignons verts - 1 botte, tranchés

Châtaignes d'eau - 1 tasse, hachées

Champignons - 1 tasse, hachés

Pois mange-tout - 1 tasse

Poivron rouge - 1 Tranche

Huile de sésame - 1 cuillère à soupe

Riz brun pour servir si desire

Sauce Stir Fry :

1Sauce soja à teneur réduite en sodium - 0,33 tasse plus 2 c. à soupe

Huile de sésame - 0,25 tasse

Fécule de maïs - 1 cuillère à soupe

Faites chauffer l'huile de sésame sur un brûleur à température moyenne ou élevée.

Versez le poivron, les châtaignes d'eau, les pois mange-tout, les champignons, l'oignon, l'ail, le brocoli et le gingembre dans l'huile et faites cuire pendant 20 à 25 minutes en remuant souvent pour ne pas brûler.

Pour préparer la sauce pour sautés, ajoutez les 3 ingrédients dans un bocal Mason, vissez le couvercle et secouez pour combiner. La sauce épaissira en cuisant.

Une fois que les légumes sont cuits mais pas trop mous et que le liquide s'est évaporé de la poêle, ajoutez la sauce pour sautés et poursuivez la cuisson pendant 3 à 5 minutes supplémentaires. Continuez à remuer souvent et assurez-vous que la sauce enrobe complètement tous les légumes.

Le sauté peut être dégusté tel quel ou servi sur du riz brun.

Cela donne 6 portions.

<u>Chili à la mijoteuse</u>

Tomates - 3 tasses, en dés

Haricots rouges - 3 tasses, cuits

Eau - 0,5 tasse

Champignons - 8 onces, tranchés

Oignon - 1 en dés

Poivron vert - 1 haché

Gousses d'ail - 2, hachées

Grains de maïs frais ou congelés (pas en boîte) - 1 tasse

Courgettes - 1 en dés

Poudre de chili - 6 cuillères à café

Cumin - 2 cuillères à café

Origan - 0,5 cuillère à café

Piment de Cayenne au goût

Ajoutez tous les éléments dans votre mijoteuse et mélangez manuellement jusqu'à ce qu'ils soient entièrement combinés.

Faites chauffer, à couvert, pendant 7 heures à feu doux.

Cela donne 4 portions.

<u>Soupe à la courge musquée</u>

Courge Butternut - 2 Pelées et coupées en cubes

Pomme - 1 grosse, pelée et coupée en morceaux

Bouillon de légumes - 1,25 tasse

Oignon - 0,5 tasse, haché

Crème épaisse à fouetter - .5 tasse

Sel - 1 cuillère à café

Piment de Cayenne - 0,125 cuillère à café

Vaporisez votre mijoteuse d'un aérosol de cuisson antiadhésif et ajoutez tous les ingrédients sauf la crème à fouetter. Mélangez le tout.

Faites chauffer à couvert dans votre cuisinière pendant 4 à 5 heures sur le réglage élevé.

Versez la moitié de la soupe de courge dans un mixeur et laissez-la refroidir, puis couvrez et mixez jusqu'à ce qu'elle soit bien mélangée et que les grumeaux soient éliminés.

Transférer la soupe dans un grand plat puis recommencer à mixer l'autre moitié du mélange de courges.

Remettez toute la soupe mélangée dans le récipient de votre mijoteuse et incorporez manuellement la crème fouettée.

Remettez le couvercle de votre mijoteuse et laissez chauffer encore quelques minutes pour que la soupe soit complètement réchauffée et combinée.

Cela donne 6 portions.

Penne à la courge rôtie

Courge :
Courge Delicata - 2 moyennes, frottées et rincées
Huile d'olive - 2 cuillères à soupe
Sel de mer, si nécessaire
Poivre noir moulu, si nécessaire

Pesto aux noix :
Persil frais - 1 tasse
Moitiés de noix - 0,75 tasse, grillées

Ail - 3 gousses

Sauge - 6 grandes feuilles

Huile de noix grillée - .5 Cup

Sel, si nécessaire

Poivre noir moulu, si nécessaire

Des pâtes :

Penne de blé entier - 1 livre, non cuite

Parmesan - .5 tasse, râpé

Huile d'olive extra vierge - 0,25 tasse

Feuilles de sauge fraîche pour la friture

Préchauffez le four à 425 degrés Fahrenheit.

Recouvrez une plaque à pâtisserie d'un tampon en silicone et mettez-la de côté jusqu'à ce que vous en ayez besoin.

Portez de l'eau salée à ébullition pour les pâtes.

Coupez les extrémités de la courge et coupez-la en deux dans le sens de la longueur.

Utilisez une cuillère pour extraire les graines de la courge.

Coupez chaque moitié de la courge en tranches de ½ po en demi-lune et placez-les sur la plaque à pâtisserie tapissée.

Versez un peu d'huile sur les courges et assaisonnez-les avec du poivre et du sel. Répartissez-les uniformément dans le moule, de façon à ce qu'elles ne se touchent pas.

Mettez la courge au four pour la faire rôtir pendant 10 à 15 minutes, puis sortez-la du four pour la retourner. Continuer à faire rôtir pendant 10 à 12 minutes supplémentaires ; la courge doit être tendre.

Pendant que la courge rôtit, combinez les noix, le persil, l'ail et les feuilles de sauge et pulsez dans votre robot culinaire jusqu'à ce qu'elles soient grossièrement hachées. Verser l'huile de noix et continuer à pulser, le mélange doit être presque lisse. Ajoutez le poivre et le sel et mettez le pesto dans un bol.

Couvrez une petite assiette de papier absorbant et faites chauffer une petite quantité d'huile d'olive sur un brûleur à température moyenne à élevée. Faites sauter les feuilles de sauge, quelques-unes à la fois, jusqu'à ce qu'elles soient croustillantes, puis transférez-les dans l'assiette couverte. Salez légèrement et mettez de côté.

Versez les pâtes dans la casserole d'eau bouillante et faites-les bouillir jusqu'au degré de cuisson souhaité. Mettez de côté 8 onces de l'eau dans laquelle les pâtes ont été cuites, puis retirez le reste de l'eau des pâtes. Verser une petite quantité d'huile d'olive dans les pâtes et mélanger jusqu'à ce qu'elles soient bien combinées et enrobées. Ajouter aux pâtes, le parmesan râpé et le pesto. Mélangez légèrement jusqu'à ce que la sauce recouvre uniformément les pâtes, en ajoutant un peu de l'eau des pâtes qui avait été mise de côté si nécessaire pour obtenir une sauce plus crémeuse.

Servez les pâtes garnies de morceaux de courge et décorez-les avec les feuilles de sauge frites.

Cela donne 4 à 6 portions.

<u>Pommes de terre au curry avec œuf poché</u>

Pommes de terre Russet - 2

Sauce tomate - boîte de 15 onces

Œufs biologiques - 4 gros

Gingembre frais - 1 pouce

Huile d'olive - 3 cuillères à café

Gousses d'ail - 2

Poudre de curry - 2 cuillères à soupe

Coriandre fraîche - .5 bouquet, hachée

Rincez les pommes de terre et coupez-les en cubes d'environ ¾". Couvrez les pommes de terre d'eau dans une grande casserole.

Mettez un couvercle sur la marmite et portez l'eau à ébullition à feu vif. Faites bouillir les pommes de terre jusqu'à ce qu'elles soient facilement percées à la fourchette, puis égouttez-les.

Épluchez le gingembre à l'aide d'un économe et utilisez une râpe à petits trous pour râper environ 1 pouce de gingembre, puis émincez l'ail.

Faites sauter à feu moyen/doux l'ail, le gingembre et l'huile d'olive dans une grande poêle pendant 1 à 2 minutes avant d'ajouter le curry et de continuer à le faire sauter pendant environ une autre minute.

Augmentez légèrement le feu et versez délicatement la sauce tomate. Faites cuire en remuant jusqu'à ce qu'elle soit chaude. Goûtez ensuite et ajoutez un assaisonnement supplémentaire si nécessaire.

Remuer les pommes de terre dans la poêle jusqu'à ce qu'elles soient bien enrobées.

Créez 4 petits dips dans le mélange de pommes de terre et cassez 1 œuf dans chaque dip. Mettez un couvercle sur la poêle et laissez mijoter dans la sauce jusqu'à ce que les œufs soient cuits à votre goût, environ 6 à 10 minutes.

Garnir de coriandre fraîche.

Cela donne 4 portions.

Granola croquant à la cannelle

Noix de coco râpée non sucrée - 0,25 tasse

Flocons d'avoine à l'ancienne - 2 tasses

Raisins secs - 0,25 tasse

Abricots secs - 0,25 tasse, hachés

Noix de Grenoble - 0,25 tasse, hachées

Miel - 0,25 tasse

Canneberges séchées - 0,25 tasse

Graines de citrouille - 2 cuillères à soupe

Beurre non salé - 4 c. à soupe, fondu

Clous de girofle moulus - 0,25 cuillère à café

Cannelle en poudre - 0,5 cuillère à café

Muscade en poudre - 0,25 cuillère à café

Allumez votre four pour une cuisson à 300 degrés Fahrenheit.

Couvrez une plaque de cuisson avec un tampon en silicone et mettez-la de côté.

Mélangez les flocons d'avoine, les graines de citrouille, la noix de coco râpée, les noix et les épices, puis mettez-les de côté jusqu'à ce que vous en ayez besoin.

Versez le beurre fondu et le miel dans un autre bol, puis remuez jusqu'à ce que le mélange soit complet. Versez le miel en filet sur votre mélange d'avoine.

Prélevez les flocons d'avoine recouverts de miel et répartissez-les uniformément sur votre plaque de cuisson. Laissez le mélange cuire au four pendant environ une demi-heure. Une fois qu'il commence à brunir, sortez le mélange et laissez-le refroidir.

Une fois que les granolas ont refroidi, séparez-les et incorporez les autres ingrédients.

Le granola peut être conservé à température ambiante dans un récipient hermétique.

Cela donne 3 .5tasses.

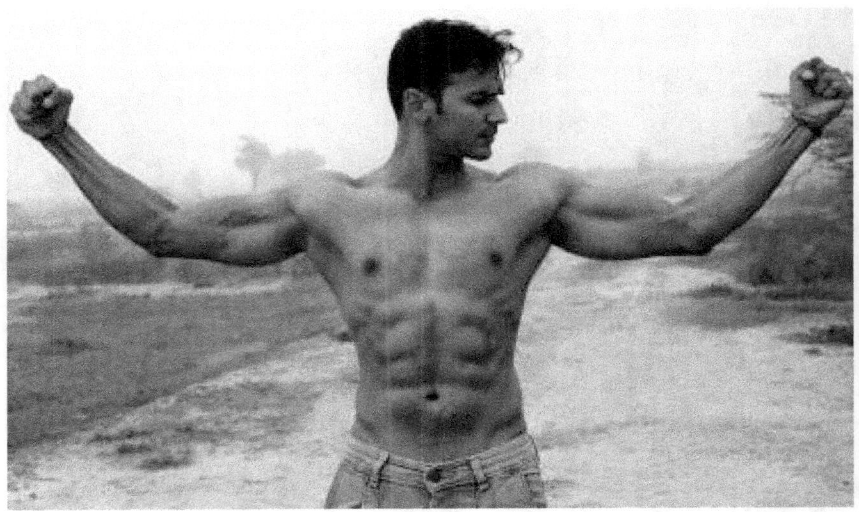

Plats de poisson et de fruits de mer

<u>Bol de saumon</u>

Riz au chou-fleur - 1 tasse

Chou violet - 0,25 tasse, râpé

Edam me - 0,33 tasse, écossé

Légumes verts mélangés tels que le chou frisé et le chou cavalier
- 2 tasses, hachés

Basilic frais - 2 cuillères à soupe

Graines de chanvre - 2 cuillères à café

Menthe fraîche - 2 cuillères à soupe

Noix de Grenoble - 0,25 tasse, hachées

Saumon - 2, 5 onces de filets avec peau

Pousses de tournesol pour la garniture

Vinaigrette Miso Gingembre :
Ail - 1 gousse, émincé

Tahini - 3 cuillères à soupe

Miso blanc - 1 cuillère à soupe

Vinaigre de riz - 3 cuillères à soupe

Gingembre fraîchement râpé - 1 cuillère à soupe

de l'eau pour dil ler l'eau si nécessaire

Mélanger tous les ingrédients de la vinaigrette jusqu'à ce qu'elle soit lisse. Utilisez de l'eau pour diluer si nécessaire et transférez la vinaigrette dans un bocal ou une bouteille.

Mélangez dans un grand bol le riz au chou-fleur, le chou violet, l'edam, les herbes fraîches et quelques cuillères à soupe de vinaigrette. Mettez de côté pour laisser les saveurs se mélanger.

Vaporisez une poêle à frire avec de l'huile d'avocat ou de l'huile d'olive. Ajoutez les légumes verts mélangés, 1 cuillère à soupe de vinaigrette et 2 cuillères à soupe d'eau.

Faites cuire les légumes en remuant fréquemment jusqu'à ce qu'ils commencent à se flétrir, mais qu'ils aient encore une couleur vive.

Répartissez les légumes verts dans deux bols.

Remettez la casserole sur le brûleur chauffé et repassez de l'huile si nécessaire.

Faites frire les filets côté peau dans une poêle pendant environ 4 à 5 minutes ou jusqu'à ce que vous puissiez voir sur le côté qu'ils sont cuits à environ ¾ de leur longueur.

Retournez chaque filet et faites-le frire pendant des 2minutes supplémentaires. Retirez la poêle à frire du brûleur.

Versez la moitié du "riz" dans un bol et l'autre moitié dans l'autre. Servez le tout sur les légumes verts.

Retirez la peau du saumon et disposez un filet sur chaque bol de riz.

Saupoudrez les bols de noix hachées, de germes de tournesol et de graines de chanvre.

Arroser de vinaigrette et déguster.

Cela donne 2 portions.

<u>Tartine de saumon fumé</u>

Tartine de pommes de terre :
Beurre clarifié - 2 cuillères à soupe
1 grosse pomme de terre Russet - 1 grosse, pelée et râpée
Poivre noir et sel selon les besoins

Garnitures :

Fromage de chèvre à pâte molle - 4 onces à température ambiante

Ciboulette - 1,5 cuillère à soupe

Oignon rouge - 2 c. à soupe, finement coupé en dés

Câpres - 2 cuillères à soupe, égouttées

Ail - .5Clove, émincé

Œuf dur - .5Haché finement

Saumon fumé, en fines tranches

Zeste d'un demi-citron

Cives finement é hachées pour déc déc décorer

Mélangez l'ail, le zeste de citron et le fromage de chèvre. Ajoutez le sel et le poivre noir, puis ajoutez la ciboulette au mélange et mettez de côté.

Ajoutez un peu de sel à l'œuf dur et à l'oignon rouge.

En travaillant rapidement, utilisez une râpe à gros trous, râpez la pomme de terre dans un bol de plus grande taille.

Pressez la pomme de terre au-dessus de l'évier ou d'un bol pour évacuer l'excès de liquide.

Ajoutez une quantité généreuse de poivre et de sel aux pommes de terre.

À feu moyen/élevé, faites chauffer le beurre clarifié dans une poêle antiadhésive.

Une fois le beurre chauffé, façonnez les pommes de terre râpées en un grand cercle dans la poêle à l'aide d'une spatule.

À l'aide de la spatule, enfoncez à nouveau les pommes de terre dans la poêle chaude. Faites cuire les pommes de terre à la poêle, à couvert, pendant environ 8 minutes, jusqu'à ce qu'elles soient dorées.

Retournez-le délicatement et laissez l'autre côté dorer également pendant environ 8 minutes supplémentaires.

Une fois que les pommes de terre sont croustillantes et dorées, retirez-les de la poêle et placez-les sur une grille de refroidissement jusqu'à température ambiante.

Ajoutez le fromage de chèvre sur le gâteau de pommes de terre refroidi.

Déposer le saumon fumé sur le mélange de fromage et garnir
avec l'œuf dur, les câpres et l'oignon rouge.

Si vous le souhaitez, ajoutez de la ciboulette pour décorer et
servez en quartiers.

Cela donne 1 ou 2 portions.

<u>Bol de quinoa, crevettes et avocat</u>

Chou frisé :
Huile d'olive - 2 cuillères à soupe
Chou frisé - 1 botte, grossièrement déchiré
Poivre noir et sel selon le goût

Quinoa :
Huile d'olive - 2 cuillères à soupe
Quinoa - 1,25 tasse
Bouillon de poulet - 2 tasses
Sel et poivre

Crevettes épicées et garnitures :
Crevettes - 1 livre, déveinées et décortiquées
Radis de pastèque - 2 Tranches fines

Avocats mûrs - 2 Pelés, dénoyautés et coupés en tranches

Huile d'olive extra vierge - 3 cuillères à café

Cumin en poudre - 1 cuillère à café

Sauce piquante - 2 cuillères à soupe

Coriandre en poudre - 0,75 cuillère à café

Sel et poivre

Allumez le four pour le faire cuire à 400 degrés Fahrenheit.

Recouvrez une plaque de cuisson à l'aide d'un tampon en silicone.

Mélangez le chou frisé et l'huile d'olive. Assaisonnez de poivre et de sel si vous le souhaitez.

Disposez le chou frisé sur une plaque sans le faire se chevaucher, puis faites-le cuire au four jusqu'à ce qu'il soit croustillant. (environ 15 minutes)

Pendant que le chou frisé est au four, faites chauffer l'huile à feu moyen dans une casserole de taille moyenne.

Versez le quinoa dans la marmite et faites-le griller pendant environ 1 minute dans l'huile d'olive tout en remuant constamment.

Versez délicatement le bouillon dans la marmite sur le quinoa et laissez mijoter.

Continuez à faire mijoter le quinoa jusqu'à ce qu'il n'y ait plus de liquide et qu'il ait ramolli.

Assaisonnez avec du poivre et un peu de sel et mettez le quinoa de côté pour le moment.

Faites chauffer l'huile sur votre table de cuisson à température moyenne ou élevée.

Dans un bol de taille moyenne, mélangez les crevettes avec le cumin, la coriandre et la sauce piquante.

Saupoudrez les crevettes de poivre et de sel et faites-les sauter pendant environ 4 à 5 minutes dans la poêle jusqu'à ce qu'elles soient entièrement cuites.

Répartissez le quinoa dans 4 bols et garnissez chacun d'eux de chou frisé et de crevettes.

Ajoutez les tranches d'avocat et les radis de pastèque sur le dessus de chaque bol et servez immédiatement.

Cela donne 4 portions.

<u>Roulé de tacos au saumon</u>

Saumon frais - 2Filets

Mélange de salade de chou ou chou râpé - 2 ou 3 tasses

Laitue beurre - 1 tête

Coriandre fraîche - 0,25 tasse

Assaisonnement pour poisson grillé - 1,5 cuillère à soupe

Jus de citron vert - 1

Sel au goût

Huile d'avocat

Mayo :

Huile d'avocat - 1 tasse

Œuf biologique - 1 grand

Jus de citron - 1 cuillère à café

Sel - 0,25 cuillère à café

Moutarde de Dijon - 0,5 cuillère à café

Sauce à l'avocat :

Avocat - .5, dénoyauté

Coriandre fraîche - 0,5 tasse

Jalapeno - .5 épépiné

Eau - 0,25 tasse

Ail - 1 gousse

Sel - 0,5 cuillère à café

Tout d'abord, préparez la mayonnaise en versant tous les ingrédients dans un bocal en verre et en insérant un mixeur à immersion. Faites descendre le mixeur jusqu'au fond du bocal, en vous assurant que l'œuf a été emporté avec lui et mixez au fond jusqu'à ce que le mélange devienne blanc et crémeux, puis remontez lentement le mixeur dans le bocal pour vous assurer que tout est bien mélangé.

Ensuite, préparez la sauce à l'avocat en ajoutant tous les ingrédients plus ½ tasse de mayo dans un mixeur et en mélangeant jusqu'à obtenir une consistance lisse. Ajoutez un peu d'eau et continuez à mixer si la sauce a besoin d'être fluidifiée.

Assaisonnez les filets de saumon avec l'assaisonnement pour poisson grillé et tapotez-les légèrement pour que l'assaisonnement adhère bien, puis arrosez-les d'un peu d'huile d'avocat.

Faites chauffer votre gril à feu moyen, puis faites cuire le saumon pendant environ 5 à 8 minutes, en le retournant une fois. Ne le faites pas trop cuire car il se dessécherait. Retirez le saumon du gril et mettez-le sur le côté pour le laisser refroidir.

Dans un petit bol, combiner la salade avec la coriandre hachée et le jus de lime. Ajouter du sel si désiré.

Rincez les feuilles de laitue et séchez-les à l'aide d'une serviette en papier. Sélectionnez les meilleures feuilles en forme de coupe pour les wraps à tacos.

Une fois que le saumon a refroidi, séparez-le et placez les morceaux dans les feuilles de laitue et recouvrez-les légèrement du mélange de salade.

Garnir les tacos de sauce à l'avocat.

Cela donne 4 à 6 portions.

Chaudrée de fruits de mer

Saumon - 0,33 livre de filet sans peau
Morue - 0,33 livre de filet sans peau
Bouillon d'os - 1 Qt

Crème de noix de coco complète - 0,5 tasse

Patate douce blanche - 1 petite, pelée et coupée en dés

Bulbe de fenouil - 1 petit, finement haché

Carottes - 3 Pelées et coupées en dés

Côtes de céleri - 3 finement hachées

Thym - 1,5 c. à soupe, émincé

Huile d'olive - 3 cuillères à soupe

Feuille de laurier - 1

Sel marin fin, selon le goût

Faites sauter le céleri, les carottes, la patate douce, le fenouil, le thym et le laurier pendant environ 10 minutes dans l'huile d'olive chauffée dans une marmite sur un brûleur à température moyenne. Remuez fréquemment. Ne laissez pas les légumes brunir ou coller ; ajoutez de l'huile si nécessaire.

Versez délicatement le bouillon et augmentez le feu jusqu'à ébullition. Ajoutez le poisson dans la marmite bouillante et baissez le brûleur à mi-cuisson. Poursuivez la cuisson pendant 8 à 10 minutes supplémentaires.

Une fois que les légumes sont devenus mous et que le poisson est bien cuit, retirez et jetez la feuille de laurier et mettez le poisson dans une assiette à l'aide d'une cuillère à rainures.

Coupez le poisson en petits morceaux en faisant attention aux éventuelles arêtes.

Remuez les morceaux de poisson après les avoir remis dans la marmite avec la crème de coco. Saupoudrez un peu de sel dans la chaudrée si vous le souhaitez.

Au moment de servir, garnir de thym frais.

Cela donne 4 portions.

<u>Fajitas aux crevettes</u>

Poivron jaune - 1 finement tranché

Crevettes - 1,5 livre crues, déveinées et décortiquées

Poivron rouge - 1, coupé en fines tranches

Oignon rouge - 1 petit, coupé en fines tranches

Poivron orange - 1, coupé en fines tranches

Huile d'olive - .5 Tbsp

Poudre d'ail - 0,5 cuillère à café

Poudre de chili - .5 Tbsp

Sel - 1 cuillère à café

Cumin moulu - 0,5 cuillère à café

Paprika - 0,5 cuillère à café

Poudre d'oignon - 0,5 cuillère à café

Lime

Tortillas chaudes

Allumez le four pour une cuisson à 450 degrés Fahrenheit.

Mélangez les poivrons, l'huile d'olive, les crevettes, les oignons, le poivre, le sel et les épices. Mélangez bien.

Vaporisez une plaque de cuisson antiadhésive et disposez le mélange de manière à ce qu'aucun ingrédient ne recouvre les autres.

Faites rôtir pendant environ 8 minutes puis passez sous le gril pendant encore 2 minutes pour vous assurer que les crevettes sont cuites.

Sortez le mélange de fajitas du four et pressez le jus de citron vert frais dessus. Garnir de coriandre fraîche et servir dans des tortillas.

Cela donne 4 portions.

Morue méditerranéenne

Morue - 1 livre coupée en 4 portions

Tomates en dés - 1 boîte de 14,5 onces

Chou frisé - 2 tasses, râpé

Fenouil - 2 tasses, tranché

Tomates fraîches en dés - 1 tasse

Olives noires - 1 tasse

Eau - 0,5 tasse

Oignon - 1 petit, tranché

Huile d'olive - 2 cuillères à soupe

Ail - 3 grosses gousses, hachées

Origan frais - 2 cuillères à café

Sel - 0,125 cuillère à café

Graines de fenouil - 0,25 cuillère à café

Poivre noir moulu - 0,25 cuillère à café

Zeste d'orange - 1 cuillère à café

Une pincée de poivre rouge écrasé

Garniture :

Origan frais, feuilles de fenouil, huile d'olive, zeste d'orange, etc.

Faites chauffer l'huile sur un brûleur de niveau moyen à élevé. Faites cuire le fenouil, l'ail et l'oignon pendant 8 minutes et saupoudrez de poivre et de sel selon votre goût. Ajoutez l'eau, les tomates et le chou frisé. Remuez jusqu'à ce que tout soit bien mélangé et laissez mijoter pendant 10 à 12 minutes.

Dans la poêle, ajoutez le poivron rouge écrasé, l'origan et les olives.

Assaisonnez le poisson avec le zeste d'orange, le poivre, les graines de fenouil et le sel.

Mettez le poisson dans le trépied avec le mélange de tomates et de chou frisé et couvrez.

Laissez le poisson cuire pendant environ 10 minutes, puis retirez la poêle du feu.

Garnissez le mélange et servez.

Cela donne 4 portions.

Grits de crevettes et de chou-fleur

Des crevettes :
Crevettes - 1 livre, grosses
Assaisonnement cajun sans sel - 2,5 cuillères à soupe
Beurre ou ghee - 2 cuillères à soupe
Sel

Du gruau de chou-fleur :

Chou-fleur congelé - 1 sac de 12 onces

Ail - 1 grosse gousse, hachée

Beurre - 2 cuillères à soupe

Sel, si nécessaire

Portez quelques centimètres d'eau à ébullition. À l'aide d'un panier vapeur, placez le chou-fleur et l'ail haché au-dessus de l'eau bouillante et faites cuire à couvert jusqu'à ce que le chou-fleur ait ramolli.

Une fois que le chou-fleur est prêt, passez-le au mixeur ou au robot avec le beurre jusqu'à ce qu'il ait la consistance d'un grain. Ajoutez du sel et un peu d'eau de cuisson et mixez à nouveau jusqu'à obtention de la consistance souhaitée.

Séchez les crevettes en les tapotant et assaisonnez-les bien avec l'assaisonnement Cajun et le sel.

Faire fondre le beurre sur un brûleur de niveau moyen à élevé. Faites sauter les crevettes assaisonnées dans la poêle chaude pendant 1 à 2 minutes jusqu'à ce que les crevettes deviennent roses. Retirer ensuite de la poêle.

Servez le gruau de chou-fleur dans vos bols et déposez les crevettes par-dessus. Versez le beurre et la sauce cajun de la poêle sur les bols et servez.

Cela donne 2 portions.

<u>Gâteaux de saumon</u>

Saumon - 5 onces, cuit, pelé et coupé en petits dés

Œufs biologiques - 2 grands

Farine de noix de coco - 3 ou 4 cuillères à soupe

Patate douce - 0,33 tasse, en purée

Ail - 0,5 cuillère à café, émincé

Poivre noir moulu - 0,25 cuillère à café

Paprika - 0,25 cuillère à café

Romarin - 1 brin

Sel de mer - 0,25 cuillère à café

Beurre - 1 cuillère à soupe

Poudre de curry - 0,25 cuillère à café

Écraser le saumon et le mélanger dans un bol avec la patate douce.

Ajoutez lentement la farine dans le bol, puis incorporez l'assaisonnement et les herbes jusqu'à ce qu'ils soient bien combinés.

Ajoutez les œufs à votre saumon et à votre patate douce et mélangez bien. Lorsque la pâte devient assez épaisse, formez 8 petites galettes ou 5 à 6 galettes plus grandes.

Faites chauffer l'huile sur un brûleur de niveau moyen à élevé sur votre table de cuisson. Faites cuire les galettes par lots dans le beurre chaud, de chaque côté, pendant environ 3 à 4 minutes, jusqu'à ce que le saumon soit bien cuit.

Garnissez les galettes de poivre noir moulu, de romarin ou d'ail.

Servir avec des légumes cuits à la vapeur, ou seul comme amuse-bouche.

Cela donne 3-4 portions.

Salade de saumon aux myrtilles

Salade :
Saumon fumé - 6 onces, finement tranché

Jeunes épinards - 2 tasses

Myrtilles fraîches - 0,5 tasse

Cresson - 2 tasses

Morceaux de noix crus non salés - 0,25 tasse

Oignon rouge - 2,5 cuillères à soupe, émincé

Basilic frais - 1 cuillère à soupe

Avocat mûr - .5 Petit, en dés

Menthe fraîche - 1 cuillère à soupe, finement tranchée

Garnir de tournesol, de germes, de pois, etc.

Vinaigrette au gingembre et aux agrumes :
Jus d'orange - 0,33 tasse, fraîchement pressé

Vinaigre de cidre de pomme - 6cuillère à café

Huile d'olive extra vierge - .5 Cup

Moutarde de Dijon - 2 cuillères à café

Miel brut - 2 cuillères à café

Gingembre frais - 1 cuillère à café, finement râpé

Poivre noir moulu et sel de mer

Dans un bocal en verre, ajoutez tous les ingrédients de la vinaigrette, couvrez et agitez jusqu'à ce que le tout soit bien combiné.

Ajoutez un peu de poivre et de sel puis mettez de côté.

Lavez les épinards et coupez-les si nécessaire. Séchez-les avec une serviette en papier et mettez-les dans un grand bol avec les myrtilles, les herbes et les noix.

Ajoutez un peu de vinaigrette à la salade et mélangez jusqu'à ce qu'elle soit bien recouverte.

Incorporez délicatement l'avocat et répartissez la salade dans deux bols.

Répartissez le saumon dans les bols et ajoutez les germes pour la garniture.

Servir avec de la vinaigrette supplémentaire si désiré.

Cela donne 2 portions.

Morue aux tomates rôties

Morue - 4 filets frais de 4 onces sans peau

Tomates cerises - 3 tasses

Origan frais - 2 cuillères à café, hachées

Thym frais - 1 cuillère à café, haché

Câpres - 2 cuillères à café

Ail en poudre - 0,25 cuillère à café

Paprika - 0,25 cuillère à café

Sel - 0,5 cuillère à café

Ail - 2 gousses, tranchées

Poivre noir - 0,25 cuillère à café

Olives noires - 2 c. à soupe, dénoyautées et tranchées

Huile d'olive - 1 cuillère à soupe

Origan frais

Allumez le four pour une cuisson à 450 degrés Fahrenheit.

Rincez le poisson et utilisez des serviettes en papier pour le sécher.

Mélanger ensemble l'origan, le thym, le sel, le paprika, l'ail en poudre et le poivre. Utiliser la moitié du mélange pour assaisonner les deux côtés des filets.

Recouvrez une plaque à pâtisserie de papier d'aluminium, puis vaporisez le papier d'aluminium d'un spray antiadhésif.

Disposez le poisson sur une moitié de la feuille d'aluminium, puis disposez les tranches d'ail et les tomates sur l'autre moitié.

Mélanger l'huile d'olive avec le reste du mélange d'origan et en arroser les tomates. Mélanger jusqu'à ce qu'elles soient bien enrobées.

Faites cuire pendant 8 à 12 minutes, en remuant une fois le mélange de tomates. Vérifier la cuisson du poisson en utilisant une fourchette pour voir s'il se défait facilement.

Retirer du four et incorporer les câpres et les olives au mélange de tomates.

Garnir d'origan frais et déguster.

Cela donne 4 portions.

Saumon au citron et courgettes

Du saumon :

Saumon - 4 filets de 5 onces

Ail - 2 gousses, émincées

Aneth séché - 0,5 cuillère à café

Sucre brun - 2 cuillères à soupe, tassées

Origan séché - 0,5 cuillère à café

Jus de citron - 2 cuillères à soupe, fraîchement pressé

Persil - 6C. à thé, frais haché

Moutarde de Dijon - 1 cuillère à soupe

Romarin séché - 0,25 cuillère à café

Thym séché - 0,25 cuillère à café

Poivre noir moulu et sel selon les besoins

Courgettes - 4 hachées

Huile d'olive - 2 cuillères à soupe

Sel et poivre selon les besoins

Allumez le four à 400 degrés Fahrenheit et huilez légèrement un moule à pâtisserie.

Mélanger la moutarde de Dijon, la cassonade, l'aneth, le jus de citron, le thym, le romarin, l'ail et l'origan. Ajouter le poivre et le sel et mettre de côté.

Disposez les courgettes sur une plaque à pâtisserie en une seule couche, puis assaisonnez-les avec du poivre et du sel et versez l'huile sur le dessus. Posez le saumon sur la plaque et badigeonnez le filet avec le mélange d'herbes.

Faites cuire au four pendant environ 16 à 18 minutes jusqu'à ce que le poisson se défasse facilement.

Servir garni de persil.

Cela donne 4 portions.

Riz" frit au crabe

Pattes de crabe royal - 1 livre, congelées

Chou-fleur - 24 onces, râpé

Œufs biologiques - 2 grands, battus

Oignon - .5 en petits dés

Ail - 2 gousses, émincées

Huile de sésame - 3 cuillères à café

Sauce soja à faible teneur en sodium - 0,125 tasse

5 oignons verts coupés en dés avec les blancs et les verts séparés

Une pincée de sel

Spray de cuisson antiadhésif

Le chou-fleur râpé peut être acheté congelé ou, pour le préparer vous-même, placez les fleurettes dans un appareil de mixage ou un processeur par petits lots et pulsez à plusieurs reprises jusqu'à ce qu'elles aient la taille désirée. On peut également le râper à l'aide d'une grande râpe entière pour obtenir une texture similaire.

160

Faites bouillir quelques centimètres d'eau dans une casserole assez grande pour vos pattes de crabe. Déposez délicatement les pattes de crabe dans la casserole d'eau bouillante et laissez cuire à couvert pendant environ 10 minutes. Une fois que le crabe est complètement cuit, retirez-le du feu. Retirez la chair de la carapace et écaillez-la légèrement.

Utilisez le spray antiadhésif sur votre wok ou une poêle profonde pour la friture et faites-la chauffer à feu moyen. Saupoudrez les œufs de sel et faites-les cuire en remuant de temps en temps jusqu'à ce qu'ils aient pris. Retirez les œufs et mettez-les sur le côté.

Versez l'huile de sésame dans la sauteuse et baissez le brûleur à feu doux. Faites sauter les blancs d'oignon, l'oignon et l'ail pendant environ 3 à 4 minutes, en remuant fréquemment, jusqu'à ce qu'ils ramollissent.

Une fois encore, montez le brûleur à feu moyen/élevé, puis versez le soja et le chou-fleur râpé dans la poêle. Mélangez avec l'ail et les oignons, puis faites cuire, à couvert, pendant 5 à 6 minutes supplémentaires en remuant souvent. Le "riz" est prêt lorsqu'il commence à être un peu croustillant à l'intérieur mais qu'il est encore tendre à l'intérieur.

Remettez le crabe et l'œuf dans la poêle, mélangez bien et retirez la poêle du feu. Ajoutez les échalotes vertes et servez.

Cela donne 4 portions.

<u>Saumon aux zoodles</u>

Saumon sauvage - 1 livre

Nouilles de courgettes - 3 tasses

Olives - 0,75 tasse

Tomates raisins - 0,75 tasse

Ail - 4 gousses, écrasées

Oignon rouge - 1 petit, tranché

Sel de mer - 0,25 cuillère à café

Huile d'olive - 6 cuillères à soupe

Za'atar - 1 cuillère à café

    (peut être remplacé par un peu de thym et d'origan séchés)

Quartiers de citron frais

Poivre noir, si nécessaire

Allumez le four pour une cuisson à 400 degrés Fahrenheit.

Versez environ une cuillère à café d'huile sur le saumon puis assaisonnez avec une gousse d'ail, du sel et du za'atar. Le za'atar se trouve dans les marchés du Moyen-Orient et les magasins spécialisés, mais le thym et l'origan séchés conviennent tout aussi bien.

Placez le poisson au centre d'une plaque de cuisson.

Mélangez les nouilles de courgettes, le reste de l'ail, les olives, la tomate, l'oignon, le poivron et l'huile. Déposez le mélange de nouilles de courgettes sur la plaque de cuisson et disposez-le en veillant à ce qu'il ne se chevauche pas et ne recouvre pas le poisson.

Faire rôtir au four pendant environ 10 minutes puis sortir le poisson du four et le servir avec un quartier de citron et un peu de sel.

Cela donne 3 portions.

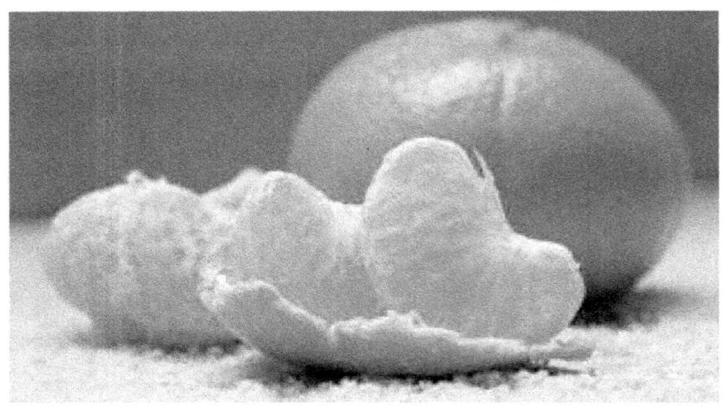

Bar grillé et tomates

Bar rayé - 4 filets de 6 onces

Tomates Heirloom - 3 moyennes, en dés

Olives mélangées - .33 tasse, dénoyautées et hachées

Huile d'olive - 6 cuillères à soupe

Moutarde de Dijon - 3 cuillères à café

Vinaigre de vin blanc - 3 cuillères à café

Câpres - 3 cuillères à café

Gousses d'ail- 1, émincé

herbes de Provence (facultatif)

Un mélange d'herbes hachées comme le thym, le persil, la

ciboulette, etc.

Sel de mer, si nécessaire

Nettoyez le poisson sous l'eau froide, puis séchez le filet de

poisson à l'aide d'une serviette en papier. Étalez les filets sur une plaque de cuisson et assaisonnez-les avec du sel et des herbes de Provence.

Étendre la moutarde de Dijon sur le dessus du bar.

Mélangez les tomates, les olives, les câpres, l'ail, le vinaigre, l'huile d'olive et environ ½ cuillère à café de sel marin jusqu'à ce qu'ils soient bien combinés, puis disposez-les sur le poisson.

Faites griller à feu doux pendant environ 5 minutes, en gardant un œil sur le poisson car il peut brûler rapidement. Tournez ensuite la poêle et faites griller pendant 5 minutes de plus ou jusqu'à ce que les tomates commencent à caraméliser et que le poisson soit cuit.

Garnir avec les herbes et servir avec une salade d'accompagnement.

Cela donne 4 portions.

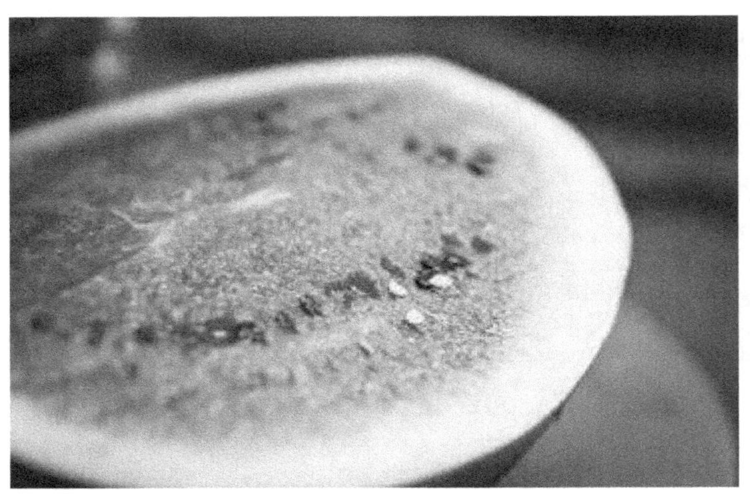

Plats à base de viande et de volaille

<u>Bol d'Enchilada au Poulet</u>

Riz de chou-fleur à la coriandre et au citron vert :

Poudre de chili - 1 cuillère à café

Chou-fleur - 1 tête moyenne, coupée en fleurettes

Poudre d'ail - 0,25 cuillère à café

Sel - 1,5 cuillère à café

Le jus d'un citron vert

Coriandre - 2 c. à soupe, hachée

Poulet Enchilada au chili rouge :

Sauce enchilada rouge - boîte de 8 onces

Poudre de chili - 2 cuillères à café

Poitrines de poulet - 4 désossées, sans peau

Garnitures :

Maïs grillé

Haricots noirs

Tomates en dés

Coriandre

Olives noires

Dans le récipient de votre mijoteuse, faites cuire la sauce enchilada rouge, la poudre de chili et le poulet pendant 4 à 6 heures à feu doux. La viande devrait être tendre et bien cuite.

Une fois le poulet cuit, à l'aide de 2 fourchettes, déchiqueter le poulet et le mélanger à la sauce.

Rincez le chou-fleur à l'eau froide, puis séchez-le avec du papier absorbant.

Coupez la tête du chou-fleur en deux à l'aide d'un grand couteau bien aiguisé et retirez le cœur.

Continuez à les hacher en fleurettes et passez-les dans un robot ménager.

Pulvérisez le chou-fleur jusqu'à ce qu'il ait la taille d'un grain de riz.

(Si vous ne possédez pas de robot ménager, vous pouvez réduire le chou-fleur en cubes à la main à l'aide d'une râpe à gros trous.)

Vaporisez une grande poêle avec un spray de cuisson et faites-la chauffer à feu moyen.

Déposez le chou-fleur dans la poêle et ajoutez le sel, l'ail en poudre et le chili en poudre.

Faites sauter le riz au chou-fleur dans la poêle pendant environ 4 minutes, en remuant de temps en temps.

Incorporez la coriandre hachée et le jus de citron vert et laissez cuire pendant une autre minute.

Disposez d'abord le riz de chou-fleur dans le bol, puis ajoutez le poulet râpé, le maïs grillé, les haricots noirs, les olives, les tomates en dés et la coriandre.

Cela donne 4 portions.

<u>Bol de tacos à la dinde</u>

Riz :

Sel de mer - 0,125 cuillère à café

Riz brun non cuit - 0,75 tasse

Zeste d'un citron vert

La Turquie :

Dinde hachée maigre - 0,75 livre

Assaisonnement pour tacos - 2 cuillères à soupe

Salsa :

Tomates cerises - 1 pinte, coupées en quartiers

Jalapeno - 1 en dés

Oignon rouge - 0,25 tasse, en dés

Jalapeno - 1 en dés

Sel de mer - 0,125 cuillère à café

Le jus d'un ½ citron vert

Fromage cheddar - 0,25 tasse, râpé

Maïs - 1 boîte de 12 onces égouttée et rincée

Préparez le riz brun en suivant les instructions figurant sur votre emballage, mais ajoutez le sel et le zeste de citron vert à l'eau.

Faites revenir la dinde hachée sur un brûleur de table de cuisson à température moyenne, puis incorporez l'assaisonnement pour tacos. Laissez la dinde cuire jusqu'à ce qu'elle soit dorée. (environ 10 minutes)

Dans un bol de taille moyenne, mélangez tous les éléments nécessaires à la salsa jusqu'à ce qu'ils soient bien combinés.

Servir en superposant le riz cuit, le maïs, la viande de dinde et la salsa. Garnir d'un peu de cheddar râpé et déguster.

Cela donne 4 portions.

<u>Roulé de poulet grillé avec salade César</u>

Poulet grillé - 8 onces, finement tranché

6 tasses de chou frisé - 6 tasses coupées en petites bouchées

Tomates cerises - 1 tasse, coupées en quartiers

Huile d'olive - 0,125 tasse

Fromage parmesan - 0,5 tasse, finement râpé

Jus de citron vert - .125 tasse, frais

Œuf enrobé - 0,5

Miel - 1 cuillère à café

Moutarde de Dijon - 0,5 cuillère à café

Ail - 1 gousse, émincé

Tortillas - 2 grandes

Poivre noir moulu et sel de mer, si nécessaire

Fouetter l'œuf enrobé, la moutarde, le miel, l'ail, l'huile d'olive et le jus de citron jusqu'à ce qu'ils soient bien combinés pour former une vinaigrette. Ajouter du poivre et du sel si nécessaire.

Ajoutez le poulet, le chou frisé, les tomates et ¼ de tasse de parmesan à la vinaigrette et mélangez jusqu'à ce qu'ils soient bien couverts.

Disposez les tortillas et répartissez uniformément la salade entre elles, puis saupoudrez de ¼ de tasse de parmesan.

Roulez les tortillas pour en faire des wraps et coupez-les en deux pour servir.

Cela donne 2 portions.

<u>Poêlée de poulet</u>

Epinards ou chou frisé - 3 tasses

Poitrine ou cuisses de poulet - 1,5 livres

Chou - 0,5 tête, haché

Coriandre - 0,5 tasse, fraîchement hachée

Carottes - 3 râpées

Oignons verts - 6 hachés

Huile d'avocat - 3 cuillères à café

Curcuma - 3 cuillères à café

Sel de mer - 0,5 cuillère à café

Ail en poudre - 1 cuillère à café

Dans une grande poêle, faites chauffer l'huile sur un brûleur à température moyenne.

Coupez le poulet en cubes d'un pouce et mélangez-les avec l'huile. Faites frire le poulet pendant environ 6 à 8 minutes ou jusqu'à ce qu'il commence à brunir. Remuez de temps en temps.

Pendant que le poulet cuit, hachez le chou dans un robot culinaire.

Lorsque le poulet brunit et qu'il est à peu près cuit, ajoutez la moitié du chou et remuez. Lorsque le chou commence à cuire, ajoutez le reste.

Lorsque le chou est cuit et ramolli, ajoutez la poudre d'ail, le curcuma et le sel marin. Mélanger pour combiner le tout, puis incorporer les oignons verts, les épinards et les carottes.

Réduisez la chaleur du brûleur à un niveau bas puis remuez le mélange jusqu'à ce qu'il soit bien mélangé.

Laissez le mélange de poulet mijoter pendant environ 2 à 3 minutes, puis retirez le poulet du brûleur et servez-le garni de coriandre.

Cela donne 4 portions.

<u>Poulet au citron et au curcuma</u>

Bouillon de poulet - 1 tasse

Cuisses de poulet - 4 Désossées, avec la peau

Ail - 3 gousses, émincées

Paprika - 0,5 cuillère à café

Curcuma - 1 cuillère à café

1 Citron

Poivre noir - 0,5 cuillère à café

Sel de mer - 0,5 cuillère à café

Paprika - 0,5 cuillère à café

Spray de cuisson ou huile d'olive

Persil frais haché pour la garniture

Allumez le four pour le faire cuire à 375 degrés Fahrenheit.

Mélangez vos épices dans un petit bol puis assaisonnez chaque cuisse des deux côtés et sous la peau.

Sur un feu moyen/élevé, faites chauffer une poêle en fonte. Faites chauffer environ 2 cuillères à soupe d'huile d'olive une fois que la poêle est chaude.

Laissez le temps à l'huile de chauffer puis déposez le poulet côté peau dans la poêle. Laissez cuire le poulet sans le toucher pendant environ 4 minutes avant de le retourner et de continuer à le cuire de la même manière sur le deuxième côté.

Retirez le poulet de la poêle et mettez-le de côté pour qu'il se repose.

Déglacez soigneusement la poêle en versant le bouillon de poulet et en grattant le fond à l'aide d'une spatule en plastique ou de toute autre cuillère non métallique pour retirer les petits morceaux qui sont restés collés. Pressez ensuite le jus de citron dans le bouillon et ajoutez l'ail, puis remuez bien.

Remettez la viande dans la poêle et faites-la cuire dans le four préchauffé pendant environ une demi-heure.

Retirez délicatement la poêle chaude du four et mettez-la de côté pour laisser le poulet se reposer pendant environ 5 minutes.

Servir avec des légumes verts ou du riz sauvage et garnir de persil frais.

Cela donne 4 portions.

Poulet au curcuma et au citron vert

Poitrine de poulet - 6 escalopes désossées, sans peau
Panko ou chapelure de blé entier - 2 tasses
Limes - 4 Coupées en deux
Ail - 3 gousses, émincées
Œufs biologiques - 2 grands, battus légèrement
Coriandre - 2 cuillères à soupe
Huile végétale - 4,5 cuillères à soupe

175

Curcuma - 1 cuillère à soupe

Poivre et sel selon les besoins

Faites 4 petites entailles sur le dessus de chaque poitrine de poulet et assaisonnez les deux côtés avec du poivre et du sel.

Mélangez le citron vert, l'ail et la coriandre dans un grand bol et laissez le poulet tremper dans la marinade couverte à température ambiante pendant environ 30 minutes.

Dans un bol, brouiller les œufs. Dans un autre bol, mélangez le curcuma avec la chapelure.

Plongez chaque poitrine dans l'œuf puis déposez le poulet dans la chapelure assaisonnée pour le recouvrir.

À feu moyen, faites chauffer environ deux cuillères à soupe d'huile végétale dans une poêle, puis faites frire les blancs de poulet pendant 6 à 10 minutes, retournez-les et poursuivez la cuisson pendant 6 à 10 minutes supplémentaires. Veillez à cuire par lots pour ne pas encombrer la poêle avec le poulet.

Une fois le poulet cuit, le déplacer dans une assiette recouverte de papier absorbant pour absorber l'excès d'huile.

Dégustez le poulet avec des légumes à la vapeur.

Cela donne 6 portions.

<u>Boulettes de viande</u>

Bœuf haché - 2 livres

Coriandre - 0,25 tasse, emballée

Ail - 5 gousses, pressées

Gingembre moulu - 0,5 cuillère à café

Sel de mer - 0,5 cuillère à café

Zeste d'un citron vert

Allumez le four pour le faire cuire à 350 degrés Fahrenheit.

Recouvrez une plaque de papier d'aluminium et mettez-la de côté.

Mélangez tous les éléments avec vos mains, puis façonnez-les en 12 boules de taille égale.

Faites cuire les boulettes de viande pendant 20 à 25 minutes jusqu'à ce qu'elles soient légèrement rosées au centre.

Saupoudrez les boulettes de sel de mer et servez-les avec une salade verte.

Cela donne 4 portions.

Casserole de cheeseburger au bacon

Bœuf haché - 2 livres

Oignon vert - 1 tasse, coupé grossièrement

Patate douce - 3 tasses, coupée en cubes

Crème de noix de coco - 0,5 d'une boîte de 13,5 onces

Bacon sans nitrates - 8 tranches, cuites et émiettées

Sel de mer - 1 cuillère à café

Levure nutritionnelle - 1 cuillère à café

Huile de noix de coco - 2 cuillères à soupe

Mettez le four à cuire à 375 degrés Fahrenheit.

Faites cuire le bacon à votre goût et laissez-le refroidir.

Faites cuire les patates douces à la vapeur jusqu'à ce qu'elles soient bien cuites mais pas trop molles. Vous pouvez les faire cuire à la vapeur au bain-marie ou au micro-ondes avec un peu d'eau jusqu'à ce qu'elles soient ramollies.

Sur un feu moyen, faites fondre l'huile de coco dans une poêle en fonte. Une fois l'huile chauffée, ajoutez le bœuf haché et ½ cuillère à café de sel marin. Après quelques minutes de cuisson, ajoutez l'oignon vert et 2-1/2 tasses de pommes de terre cuites à la vapeur. Le tout à cuire jusqu'à ce que le bœuf ait bruni et que les patates douces caramélisent un peu.

Émiettez le bacon cuit sur le mélange de bœuf haché et remuez jusqu'à ce qu'il soit bien combiné.

Secouez la boîte de crème de coco pendant une minute environ avant de l'ouvrir. Versez-en la moitié dans un blender et ajoutez la levure, ¼ de cuillère à café de sel et le reste de la patate douce. Mixez jusqu'à ce que le tout soit bien combiné.

Versez la sauce du mixeur sur votre mélange de bœuf haché et mettez la poêle au four pendant environ 5 minutes.

Servir avec des cornichons et des oignons rouges.

Cela donne 6 portions.

Boeuf et brocoli

179

Bouillon de bœuf - 1 tasse

Rôti de paleron désossé - 1,5 livre, tranché en fines lanières

Sauce soja à faible teneur en sodium - 0,5 tasse

Sucre brun foncé - 0,33 tasse

Fleurons de brocoli - 3 tasses, congelés

Ail - 3 gousses, émincées

Fécule de maïs - 2 cuillères à soupe

Riz brun cuit

Fouetter ensemble le sucre brun, l'huile de sésame, le bouillon, la sauce soja et l'ail.

Déposez les lanières de bœuf dans la mijoteuse ou utilisez une doublure de mijoteuse pour faciliter le nettoyage.

Versez le mélange de bouillon sur le bœuf et mélangez jusqu'à ce que les lanières soient bien recouvertes.

Faites cuire pendant 5 à 6 heures à feu doux dans une mijoteuse couverte.

Juste avant que le bœuf ne soit cuit, retirez 4 cuillères à soupe de sauce de la mijoteuse et fouettez-la avec la fécule de maïs dans un petit bol.

Mettez le brocoli dans la mijoteuse et incorporez lentement le mélange de fécule de maïs.

Continuez à faire cuire jusqu'à ce que la sauce épaississe ou pendant environ 30 minutes supplémentaires.

Servir sur le riz brun,

Cela donne 4 à 6 portions.

<u>Rôti en cocotte</u>

Rôti de boeuf - 3 livres

Eau - 0,75 tasse

Pommes de terre - 3 Pelées et coupées en dés

Carottes - 4 Pelées et coupées en tranches

Oignon - 1 Quartiers

Céleri -2 côtes, en tranches

Huile d'olive - 40,5 cuillère à café

Sauce Worcestershire - 1 cuillère à soupe

Basilic séché - 1 cuillère à café

Granules de bouillon de bœuf - 1 cuillère à café

Poivre noir moulu et sel selon les besoins

Vaporisez le récipient de votre mijoteuse avec un spray
antiadhésif, ou vous pouvez insérer un revêtement.

Dans la mijoteuse, ajoutez les carottes, les pommes de terre, le
céleri et l'oignon.

Faites chauffer l'huile dans une casserole sur un brûleur à feu
moyen à élevé.

Couvrez toutes les faces du rôti de poivre et de sel et faites-le
dorer dans la casserole.

Placez le rôti sur les légumes dans la mijoteuse.

Mélangez le bouillon, la sauce Worcestershire et le basilic, puis
versez le mélange sur la viande et les légumes dans la mijoteuse.

Faites cuire le rôti pendant 10 heures, à couvert, à feu doux,
jusqu'à ce que le bœuf soit facile à déchiqueter à la fourchette.

Cela donne 8 portions.

Ragoût de bœuf au beurre d'amande
=================================

Bouillon d'os - 5 tasses

Steak de ronde - 2 livres, coupé en cubes de 1,5 po.

Patates douces - 2 tasses, en dés

Carottes - 1 tasse, en dés

Oignon - 1 gros, finement haché

Haricots verts - 1,5 tasse, grossièrement hachés

Tomates - 1,5 tasse, en dés

Beurre d'amande non sucré - 0,5 tasse

Sel de mer - .5 Tbsp

Huile de noix de coco - 3 cuillères à café

Poivre noir - 0,25 cuillère à café

Feuilles de laurier - 2

Vaporisez la mijoteuse d'un aérosol de cuisson pour faciliter le nettoyage.

Ajouter tous les éléments de la liste d'ingrédients, sauf les haricots verts, dans le récipient de la mijoteuse et mélanger jusqu'à ce que le tout soit bien combiné.

Faites cuire à couvert pendant 6 à 8 heures à feu doux.

Lorsqu'il ne reste plus qu'une demi-heure de cuisson, incorporez les haricots verts. Couvrez à nouveau pour terminer la cuisson.

Retirez les feuilles de laurier et jetez-les. Dégustez-le chaud.

Cela donne 5-6 portions.

<u>Sauté de foie et de champignons</u>

Foie - 8 onces
Bacon sans sucre et sans nitrate - 8 onces
Champignons - 8 onces
Epinards - 2 ou 3 poignées
Ail - 2 gousses

Coupez le foie en fines tranches et hachez le lard en petits morceaux.

À feu moyen, faites chauffer une poêle en fonte et faites-y cuire les morceaux de bacon. Une fois la cuisson terminée, retirez le bacon de la poêle et transférez-le dans une assiette recouverte de papier absorbant pour le laisser s'égoutter. Ne vous débarrassez pas de la graisse de bacon.

Hacher les gousses d'ail et les faire cuire dans la graisse de bacon jusqu'à ce qu'elles soient odorantes. Remuez fréquemment pour éviter de brûler.

Ajoutez les champignons et faites-les cuire jusqu'à ce qu'ils commencent juste à brunir. Faites ensuite tomber les épinards dans la poêle et continuez à faire frire pendant que les épinards commencent à se flétrir, en remuant de temps en temps. Retirez les épinards, les champignons et l'ail de la poêle et mettez-les dans un bol, mais laissez la graisse.

Placez le foie dans la poêle en fonte avec précaution pour le faire frire dans la graisse jusqu'à ce qu'il commence à dorer, puis remettez tous les ingrédients dans la poêle et remuez jusqu'à ce qu'ils soient bien mélangés.

Cela donne 2 portions.

<u>Coeurs de poulet avec pommes et carottes</u>

Coeurs de poulet - 2 livres rincés, nettoyés et coupés en quartiers
Oignon blanc - 1 moyen haché
Pomme - 1 moyenne, râpée
Carotte - 1 moyenne, râpée

185

Huile d'olive - 1 cuillère à soupe

Gousses d'ail - 2, émincées

Poivre noir et sel marin selon les besoins

oignons verts et persil hachés pour la garniture

Faites chauffer l'huile sur un brûleur à température moyenne sur votre table de cuisson.

Faites cuire les carottes, l'ail et l'oignon pendant environ 3 minutes en remuant de temps en temps.

Versez les cœurs de poulet dans la poêle et faites-les sauter pendant environ 10-15 minutes.

Une fois que le poulet a commencé à dorer, mélangez dans la poêle le sel, le poivre et la pomme, puis continuez à faire sauter pendant 2 minutes supplémentaires.

Déposez dans votre plat de service et garnissez d'oignons verts et de persil.

Cela donne 4 portions.

<u>Poulet marocain</u>

Jus de citron - 2 cuillères à soupe

Poitrine de poulet - 1,5 livre

Huile d'olive - 3cuillère à café

Cumin en poudre - 2 cuillères à café

Gingembre en poudre - 0,5 cuillère à café

Cannelle en poudre - 1 cuillère à café

Paprika - 1 cuillère à café

Curcuma - 0,5 cuillère à café

Cayenne - 0,125 cuillère à café

Coriandre - 0,125 cuillère à café

Sel de mer - 0,75 cuillère à café

Dans un bol, arrosez le poulet avec le jus de citron et l'huile d'olive.

Dans un autre petit bol, mélangez le sel et les épices, puis utilisez-les pour enrober uniformément le poulet.

Faites mariner le poulet dans le réfrigérateur toute la nuit si possible, pas moins de 2 heures dans un bol couvert.

Mettez le poulet sur un gril préchauffé et moyennement chaud. Laissez le poulet sur le gril jusqu'à ce que vous puissiez voir les marques de gril, généralement environ 5 minutes.

Retirez le poulet des flammes directes et laissez-le cuire pendant environ 15 à 25 minutes à feu doux. Retournez de temps en temps le poulet jusqu'à ce qu'il soit entièrement cuit.

Déplacez le poulet sur une assiette et laissez-le reposer pendant environ 5 minutes avant de le couper ou de le servir.

Cela donne 4 portions.

Brochettes d'agneau

Brochettes de kebab
Épaule d'agneau - 2 livres coupées en cubes de 1 pouce
Ail - 5 ou 6 gousses
Herbes fraîches comme la coriandre, le persil, la menthe fraîche et l'origan - 2 tasses
1 cuillère à soupe de sel marin - 1 Tbsp
Jus d'un citron

Pour faire la marinade, ajoutez tous les éléments de la liste d'ingrédients, sauf l'agneau, dans le pichet d'un mixeur et mélangez jusqu'à ce qu'elle devienne lisse.

Placez l'agneau dans un bol et videz la marinade dessus. Utilisez vos mains pour mélanger la viande afin qu'elle soit complètement enrobée. Et laissez reposer toute la nuit si possible au réfrigérateur cu pendant au moins 1 heure.

Si vos brochettes à kebab sont en bois, faites-les tremper dans l'eau avant de les utiliser. Faites glisser l'agneau sur les brochettes et faites-les griller sur le barbecue ou à l'intérieur.

Faites cuire les brochettes de chaque côté pendant environ 6 à 7 minutes.

Servez les brochettes avec du riz au chou-fleur ou une salade verte.

Cela donne 6 portions.

Recettes de hamburgers et de hot-dogs

<u>Burger aux patates douces et aux haricots noirs</u>

Quinoa - 0,5 tasse

Patate douce - 1 grande

Haricots noirs - 1 boîte, égouttés et rincés

Coriandre - 0,5 tasse, hachée

Oignon rouge - 0,5 tasse, en dés

Ail - 2 gousses, émincées

Jalapeno - .5, épépiné et coupé en dés

Assaisonnement cajun épicé - 2 cuillères à café

Cumin - 1 cuillère à café

Farine d'avoine sans gluten - 0,25 tasse

Poivre et sel selon les besoins

Huile d'olive ou de noix de coco pour la cuisson

Sprouts

Pains à hamburger à grains entiers - 6

Pour la crème d'avocat et de coriandre :

Crème sure à faible teneur en matières grasses - 0,25 tasse

Avocat mûr - .5 Grand, en dés

Jus de citron vert - 1 cuillère à café

Coriandre - 2 c. à soupe, hachée

Sel, si nécessaire

Une pincée de sauce piquante si désiré

Utilisez une passoire fine pour passer de l'eau sur le quinoa afin de vous assurer qu'il est bien rincé.

Dans une casserole moyenne, ajouter 8 onces d'eau et chauffer jusqu'à ce qu'elle atteigne une ébullition.

Une fois l'ébullition atteinte, versez le quinoa et remuez tout en continuant à cuire jusqu'à ce que l'eau redevienne bouillante.

Une fois que le quinoa a commencé à bouillir, couvrez et baissez le brûleur à feu doux. Continuez à faire cuire le quinoa jusqu'à ce qu'il n'y ait plus d'eau dans la casserole.

Retirez votre casserole du brûleur de la table de cuisson et utilisez une fourchette pour aérer le quinoa.

Mettez le quinoa de côté dans un grand bol pendant environ 10 minutes pour qu'il refroidisse.

Piquer la patate douce plusieurs fois à l'aide d'une fourchette et la faire cuire au micro-ondes jusqu'à ce qu'elle soit molle et bien cuite, environ 3 à 4 minutes.

Laissez la patate douce refroidir, puis retirez la peau.

Combiner l'oignon rouge, les haricots, la coriandre, la patate douce cuite, le cumin, l'assaisonnement cajun et l'ail. Passez au mixeur jusqu'à ce que le mélange ait peu ou pas de grumeaux. Veillez à incorporer tout ingrédient collé aux parois du bol pendant que vous mixez le mélange.

Ajoutez le mélange de patates douces au quinoa, puis ajoutez du poivre et du sel si nécessaire.

Mélangez le quinoa et la patate douce et ajoutez lentement juste assez de farine d'avoine pour former des galettes.

Séparer le mélange pour faire 6 galettes.

Recouvrez une plaque à pâtisserie de papier sulfurisé et placez toutes les galettes sur la plaque.

Conservez les galettes pendant au moins 30 minutes au réfrigérateur pour permettre aux galettes de se lier entre elles.

Dans un nouveau bol ou dans un robot culinaire nettoyé, placez l'avocat en dés, le jus de citron vert, la crème sure et la coriandre, puis mélangez jusqu'à ce que le tout soit combiné et que tous les grumeaux soient éliminés.

Ajoutez du sel si nécessaire, puis conservez la crème au réfrigérateur jusqu'à ce que les hamburgers soient prêts à être servis.

Sur un feu moyen/élevé, faites chauffer l'huile de coco ou d'olive dans une grande poêle.

Faites cuire les galettes à la poêle pendant environ 3-4 minutes de chaque côté. Les galettes sont prêtes lorsqu'elles sont dorées.

Servez en plaçant les galettes garnies de germes et de crème d'avocat sur des petits pains à grains entiers.

Cela donne 6 portions.

Burgers de saumon grillé

Burgers au saumon :

Filet de saumon - 1 livre

Farine d'amande - 0,5 tasse

Œuf biologique - 1 grand

Oignons verts - 2 hachés

Piment Poblano - .5, épépiné et haché

Sel - 0,5 cuillère à café

Jus de citron frais - 1 cuillère à soupe

Poivre noir moulu - 0,25 cuillère à café

Salsa à l'avocat :

Oignons verts, 2 hachés

Avocat mûr - 1 grand

Piment Poblano - .5, épépiné et haché

Sel - 0,25 cuillère à café

Jus de citron frais - 1 cuillère à soupe

Poivre noir moulu - 0,25 cuillère à café

À l'aide d'un couteau, pelez le filet de saumon et coupez-le en petits morceaux de la taille d'une bouchée.

Mettez le saumon dans un grand bol. Ajouter la farine d'amande, l'œuf, le poblano, l'oignon vert, le jus de citron, le poivre et le sel, bien mélanger et former 4 galettes avec le mélange.

Dans un autre bol, mélangez les éléments nécessaires à la salsa d'avocat jusqu'à ce qu'ils soient bien mélangés.

Faites cuire les burgers de saumon de chaque côté pendant environ 3 à 4 minutes sur un gril chauffé à feu moyen-élevé. Veillez à ne pas trop cuire ; vous voulez juste que le milieu de la galette soit ferme.

Garnissez vos burgers de saumon de la salsa à l'avocat.

Cela donne 4 portions.

Hot-dogs à la carotte grillée

Carottes - 8 de la taille d'un hot-dog

Pains à hot-dogs à base de céréales complètes - 8

Paprika - 0,5 cuillère à café

Fumée liquide - 1,5 cuillère à café

Ail en poudre - 0,5 cuillère à café

Oignon en poudre - 0,5 cuillère à café

Moutarde moulue - 0,25 cuillère à café

Lavez et épluchez les carottes.

Faites bouillir les carottes jusqu'à ce qu'elles soient à peine tendres, environ 5 à 7 minutes. Ne les faites pas trop cuire ; vous ne voulez pas que votre fourchette puisse les percer.

Pendant que les carottes bouillent, fouettez les autres ingrédients pour préparer la marinade.

Sortez les carottes de la marmite et mettez-les dans un sac de conservation. Ajoutez la marinade sur les carottes et laissez reposer au réfrigérateur pendant au moins 2 à 3 heures.

Une fois marinées, les carottes doivent être grillées pendant 5 à 7 minutes, jusqu'à ce qu'elles soient bien cuites et que des marques de gril soient visibles.

Placez le chien aux carottes dans un petit pain et garnissez-le de vos garnitures préférées.

Cela donne 8 portions.

<u>Burger au poulet et aux courgettes</u>

Poitrine de poulet - 1 livre
1 grande courgette en dés - 1 grande courgette en dés

Oignons de printemps - 2 finement hachés

Une grande poignée de persil frais

Ail - 1 gousse, écrasée

Amandes - 3 cuillères à soupe, moulues

Paprika - 1 cuillère à café

Huile de noix de coco - 1 cuillère à soupe

Poivre et sel selon les besoins

Mettez tous les éléments de la liste d'ingrédients, sauf l'huile, dans votre robot culinaire. Mélangez et mixez.

Une fois que le mélange devient lisse et se colle, graissez vos mains et formez le mélange en 4 galettes.

Faites chauffer une poêle antiadhésive à feu moyen et versez-y l'huile.

Faites cuire les galettes à la poêle, 2 par 2, des deux côtés, pendant environ 3 ou 4 minutes chacune. Les galettes sont prêtes lorsqu'elles sont dorées.

Servez les galettes sur une salade verte ou sur des petits pains sans gluten/à grains entiers.

Cela donne 4 portions.

<u>Burgers d'agneau et de poireaux</u>

Agneau haché - 1 livre

Poireaux - .5 tasse, hachés

Sel de mer fin - 0,5 cuillère à café

Huile de noix de coco - 1 cuillère à soupe

Poudre d'ail - .5 Tbsp

Crème de citron :

Crème de noix de coco - 0,5 tasse

Zeste de citron - 1 cuillère à soupe

Dans une poêle, faites chauffer 1,5 cuillère à café d'huile de noix de coco à feu moyen et faites cuire les poireaux pendant 3 à 5 minutes jusqu'à ce qu'ils aient ramolli.

Mettez les poireaux dans un bol et laissez-les refroidir.

Ajoutez l'agneau, l'huile, l'ail, le sel et les poireaux refroidis dans un grand bol, puis utilisez vos mains pour les mélanger jusqu'à ce qu'ils soient bien combinés.

Faites 4 galettes avec le mélange d'agneau.

Ajoutez le reste de l'huile de coco dans la poêle, puis faites cuire toutes les galettes sur un brûleur chauffé à mi-hauteur pendant environ 5 minutes de chaque côté, jusqu'à ce que les galettes soient dorées.

Dans un petit mixeur, mélangez le zeste et la crème.

Garnir les galettes avec la crème au citron et servir les galettes avec du riz sauvage ou des légumes verts, ou sur un petit pain sans gluten.

Cela donne 4 portions.

<u>Hamburgers aux herbes</u>

Bœuf haché ou bison - 1 livre
Thym séché - 0,75 cuillère à café
Sauge séchée - 0,5 cuillère à café
Sel de mer - 0,5 cuillère à café
Romarin séché - 0,25 cuillère à café

Utilisez vos mains pour mélanger tous les éléments de la liste d'ingrédients dans un grand bol. Mélangez bien.

Faites 4 galettes de taille égale avec le mélange et laissez-les reposer pendant environ 30 minutes.

Faites-les cuire de chaque côté pendant environ 3 à 5 minutes sur un brûleur chauffé à mi-hauteur à l'aide d'une poêle antiadhésive.

Servir avec des légumes verts ou sur un petit pain de blé entier ou sans gluten.

Cela donne 4 portions.

Sliders à la cannelle

Bœuf haché - 2 livres
Cannelle - 2 cuillères à café
Sel de mer - 1 cuillère à café

Dans un grand bol, mélangez tous les éléments ensemble en utilisant seulement vos mains.

Une fois qu'ils sont bien mélangés, façonnez le mélange en 8 galettes et faites-les cuire à feu moyen-élevé sur votre table de cuisson pendant environ 6 à 11 minutes. Retournez les galettes et continuez la cuisson jusqu'à ce qu'elles soient dorées des deux côtés.

Il serait aussi très bon cuit sur un barbecue !

Cela donne 8 portions.

<u>Burgers végétariens</u>

Haricots noirs - 3 tasses, rincés, égouttés et cuits

Noix de cajou - 1 tasse

Eau - 0,5 tasse

Riz brun - 1,5 tasse, cuit

Persil - .5 tasse, haché

Carottes - 1,5 tasse, râpées

Chapelure sans gluten - 1 tasse

Lin moulu - 0,25 tasse

Oignons verts - 0,33 tasse

Mélangez le lin et l'eau jusqu'à ce qu'ils soient combinés, puis mettez de côté jusqu'à ce que vous en ayez besoin.

Écraser les haricots noirs à l'aide d'une fourchette dans un grand bol jusqu'à ce qu'ils forment une pâte mais en laissant environ ¼ des haricots entiers.

Mettez les noix de cajou dans un robot culinaire jusqu'à ce qu'elles soient réduites à la taille d'une grosse chapelure. Ajoutez les noix de cajou, le mélange de lin et tous les autres ingrédients au grand bol de haricots noirs et remuez jusqu'à ce que le mélange soit bien homogène à l'aide d'une cuillère en bois.

Utilisez environ ½ tasse du mélange pour former chaque galette d'environ ¾ po d'épaisseur.

Sur un feu moyen, faites chauffer environ 2 à 3 cuillères à soupe d'huile.

Faites cuire les galettes par lots de 4 pendant 3 à 4 minutes par côté jusqu'à ce qu'elles deviennent croustillantes et dorées.

Déplacez les galettes sur une assiette recouverte de papier absorbant. Laissez-les enlever l'excès de graisse.

Servez chaque galette sur un petit pain sans gluten avec vos garnitures préférées.

Cela donne 12 portions.

<u>Burgers au poulet</u>

Feuilles de menthe - 1 tasse, emballées sans serrer

Poulet haché - 1 livre

Oignon jaune - 1 moyen, finement coupé en dés

Farine de noix de coco - 2 cuillères à soupe

Zeste de citron - 1 cuillère à soupe

Gingembre moulu - 2 cuillères à café

Curcuma - 1 cuillère à café

Sel - 0,75 cuillère à café

Jus de citron - 1 cuillère à soupe

Allumez le four pour une cuisson à 390 degrés Fahrenheit.

Ajoutez le gingembre, le poulet haché, le jus et le zeste de citron, les feuilles de menthe, le curcuma et le sel et passez-les au robot culinaire jusqu'à ce qu'ils soient bien combinés.

Passez de nouveau au robot après avoir ajouté la farine au mélange.

Faites 18 petits burgers avec le mélange et faites-les cuire au four pendant environ 20 minutes sur un moule graissé.

Cela donne 18 hamburgers.

Burgers de poisson

Sardines - 1 boîte de 3,75 onces égouttée

Saumon sauvage - 1 boîte de 14,75 onces égouttée

Œuf biologique - 1 grand

Huile de noix de coco - 2,25 cuillères à soupe

Farine de graines de lin - 2 cuillères à soupe, moulues

Moutarde de Dijon - 1,25 cuillère à café

Oignon rouge - 2 c. à soupe, coupé en dés

Paprika - 0,5 cuillère à café

Aneth frais - 2 c. à soupe, haché

Sel de mer - 0,5 cuillère à café

Curcuma - 0,25 cuillère à café

Poivre noir moulu

Tout d'abord, veillez à bien égoutter le saumon et les sardines, puis retirez les gros morceaux de peau et d'os du saumon.

Ajoutez le poisson et tous les autres éléments de la liste des ingrédients, à l'exception de l'huile, dans un mixeur ou un robot ménager. Mélangez les ingrédients ensemble.

Une fois que le mélange est homogène, faites chauffer 3 cuillères à café d'huile de noix de coco dans une grande poêle sur un brûleur à feu moyen ou élevé.

Déposez de grandes cuillères à soupe du mélange de poisson dans la poêle chauffée avant de l'aplatir légèrement à l'aide de votre spatule.

Couvrez la poêle et ramenez le brûleur à un niveau de chaleur moyen. Laissez la cuisson se poursuivre pendant environ 3 à 4 minutes. Retirez le couvercle et retournez les galettes, en les tapotant à nouveau, et faites cuire l'autre côté pendant 2 à 3 minutes supplémentaires. Déplacez-les sur une assiette recouverte de papier absorbant et répétez l'opération pour le reste du mélange de poisson.

Cela donne 10 à 11 hamburgers.

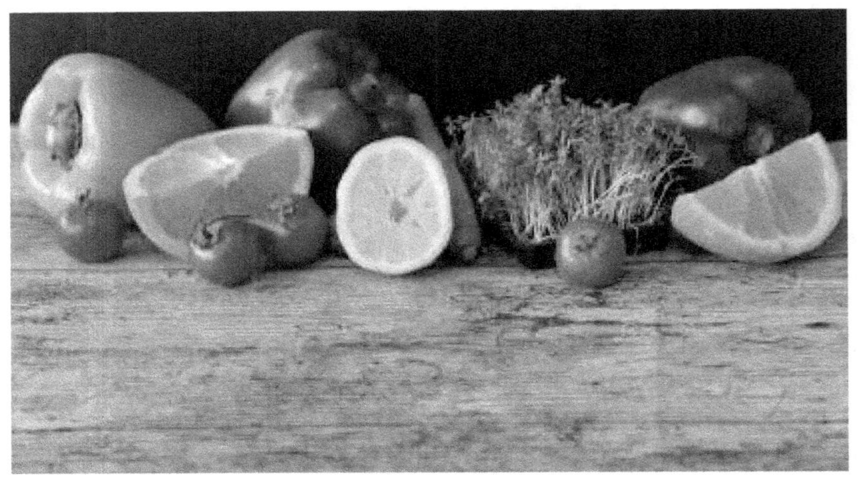

Condiments, sauces et assaisonnements

Vinaigrette au curcuma et au tahini

Eau - 0,33 tasse

Tahini - 0,25 tasse

Ail - 1 petite gousse, finement hachée

Vinaigre de cidre de pomme - 3 cuillères à café

206

Tamari - 3 cuillères à café

Jus de citron - 3 cuillères à café, fraîchement pressé

Curcuma - 0,75 cuillère à café

Sirop d'érable - 0,5 cuillère à café

Gingembre - 1 cuillère à café, finement râpé

Fouettez tous les ingrédients jusqu'à ce qu'ils soient bien mélangés.

Conserver au réfrigérateur dans un bocal en verre bien fermé pendant 5 jours au maximum.

Ketchup aux carottes

Carotte - 12 onces

Betteraves - 6 onces, hachées

Miel - 0,125 tasse

Jus de pomme sans sucre ajouté - 0,25 tasse

Vinaigre de cidre de pomme - 1,75 cuillère à soupe

Sel de mer - 0,5 cuillère à café

Oignon en poudre - 0,5 cuillère à café

Gingembre en poudre - 0,25 cuillère à café

Ail en poudre - 0,25 cuillère à café

Placez un panier à vapeur au-dessus d'une grande casserole et ajoutez de l'eau jusqu'à ce qu'elle se trouve à environ un centimètre sous le panier.

Mettez les betteraves et les carottes dans le panier et faites chauffer l'eau jusqu'à ébullition. Une fois l'eau bouillante, baissez le brûleur à un niveau bas/moyen et laissez cuire pendant 12-15 minutes supplémentaires à couvert.

Une fois que les légumes sont tendres, retirez-les du cuiseur vapeur et mettez-les dans un mixeur avec les autres éléments de la liste des ingrédients. Pulsez et mixez jusqu'à obtenir une sauce lisse.

Versez le "ketchup" dans une petite casserole et faites-le cuire à feu moyen-doux pendant 18-20 minutes à petit feu.

"Le ketchup peut être conservé au réfrigérateur dans un bocal en verre bien fermé pendant 3 jours au maximum. Vous pouvez aussi le conserver au congélateur et le décongeler au besoin.

Tartinade à l'ail et à l'artichaut

Coeurs d'artichauts - 2 tasses
Huile de noix de coco - 0,125 tasse

Ail - 4 gousses, émincées

Jus de citron - .5 Tbsp, fraîchement pressé

Sel de mer - 0,25 cuillère à café

Origan séché - .5 Tbsp

Allumez le four pour une cuisson à 400 degrés Fahrenheit.

Mélangez tous les éléments de la liste d'ingrédients et disposez-les dans un petit moule en verre.

Placez une feuille de papier d'aluminium sur le dessus et faites cuire la pâte à tartiner au four pendant 45 à 50 minutes et remuez une fois, à peu près à mi-chemin.

 Sortez la pâte à tartiner du four et laissez-la refroidir. Versez ensuite la pâte à tartiner dans votre robot de cuisine et mixez-la pour obtenir une pâte à tartiner en morceaux.

Cela donne 4 portions.

Guacamole

Avocats - 5

Vinaigre de vin blanc - 1 cuillère à soupe

Sel marin fin - 1 cuillère à café

Jus de citron - 1

Oignon en poudre - 1,5 cuillère à café

Ail en poudre - 1,5 cuillère à café

Retirer le noyau des avocats et les couper en quartiers.

Mettez la chair de l'avocat dans un mixeur et ajoutez l'ail, le vinaigre, l'oignon, le jus de citron et le sel marin.

Pulser jusqu'à ce que le tout soit bien mélangé, en raclant le côté pour s'assurer que tous les ingrédients sont mélangés.

Goûtez le mélange et rectifiez l'assaisonnement en conséquence.

Une fois le tout bien mélangé, mettez le guacamole dans un récipient de conservation hermétique.

Peut être conservé au réfrigérateur dans un bocal hermétique jusqu'à 7 jours, ou vous pouvez le congeler dans un récipient allant au congélateur pendant des mois.

Cela donne 5-6 tasses.

Salsa sans ombres portées

Betteraves - 0,33 tasse de betteraves égouttées et rincées

Carottes - 1 boîte de 14,5 onces égouttée et rincée

Oignon blanc - 1 petit

Sel de mer - 0,5 cuillère à café

Jus de citron vert - 2 ou 3 cuillères à soupe, fraîchement pressé

Coriandre - .5 bouquet, rincé

Passez tous les éléments de la liste d'ingrédients au mixeur jusqu'à ce qu'ils soient bien mélangés mais encore un peu épais.

Servir frais.

Cela donne 2 tasses.

Choucroute au curcuma

Chou - 1 tête moyenne

Curcuma - 2,5 cuillères à café

Ail - 1 grosse gousse, râpée

Sel marin fin - .5 Tbsp

Jalapeno - .5, en petits dés

Lavez le chou et arrachez une grande feuille de la couche extérieure, puis mettez de côté.

Râper le chou dans un grand bol ou le râper à l'aide d'une mandoline.

À l'aide de gants, massez le chou et incorporez tous les autres ingrédients tout en pressant légèrement le chou pour en libérer les jus.

Après quelques minutes de massage des ingrédients dans le bol, le chou devrait avoir rétréci de moitié.

Mettez la choucroute et le liquide dans un bocal en verre et emballez hermétiquement. Emballez jusqu'à ce que le mélange de choux laisse un espace d'environ un pouce entre le mélange et le haut du bocal. Enfoncez davantage la choucroute pour permettre au liquide de monter au-dessus du chou.

Placez la grande feuille de chou que vous aviez mise de côté, sur le dessus du bocal pour maintenir la choucroute sous le liquide. Coupez la feuille si nécessaire.

Fermez hermétiquement le bocal et laissez-le dans un endroit ensoleillé de votre plan de travail.

Chaque jour, ouvrez le couvercle pour libérer toute pression et refermez-le.

Laissez-le sur le comptoir pendant une semaine ou deux pour le laisser fermenter jusqu'à ce qu'il atteigne le goût désiré.

La choucroute doit être bouillonnante et avoir un goût acide.

Cela donne 8 portions.

Vinaigrette au curcuma

Jus de citron - 0,125 tasse

Huile d'olive extra vierge - 0,25 tasse

Curcuma moulu - 1 cuillère à café

Miel brut - 2 cuillères à café

Avocat - 0,5

Sel de mer - 0,25 cuillère à café

Mélangez tous les ingrédients ensemble dans un mixeur. L'avocat rendra la vinaigrette ou le dip plus épais. Ajoutez-les jusqu'à ce que vous obteniez la consistance désirée.

213

Vinaigrette aux framboises

Huile d'olive - 0,75 tasse

Eau - 0,25 tasse

Vinaigre de cidre de pomme - 0,25 tasse

Basilic séché - 1 cuillère à café

Framboises - 0,5 tasse (fraîches ou congelées)

Sel marin fin - 1 cuillère à café

Mettez tous les éléments de la liste d'ingrédients dans un mixeur et mélangez-les jusqu'à obtenir une consistance lisse.

Sauce à l'avocat et à l'aneth

Avocat - 1

Jus de citron - 0,5

1A ail - 1 gousse

Un bouquet d'aneth

Pelez l'avocat et retirez le noyau. Hachez l'aneth, pressez l'ail et ajoutez tous les éléments de la liste d'ingrédients dans un mixeur.

Passez au mixeur jusqu'à ce que la sauce devienne lisse.

Hummus doré

Pois chiches - 1 boîte de 15 onces égouttée
Jus de citron - 1 moyen
Gingembre - .5 Tbsp, râpé
Huile d'olive - 1,5 cuillère à soupe
Tahini - 3 cuillères à soupe
Curcuma - .5 cuillère à café, râpé
Curcuma - 0,25 cuillère à café, moulu
Ail - 2 gousses, émincées
Sel de mer fin - 0,25 cuillère à café
Une pincée de cayenne

Mélangez tous les éléments de la liste d'ingrédients dans un mixeur et mixez-les jusqu'à ce qu'ils deviennent lisses.

Goûtez le houmous et rectifiez l'assaisonnement si nécessaire.

Conserver pendant 3 à 4 jours au réfrigérateur dans un récipient hermétique.

<u>Vinaigrette ranch au lait de coco</u>

Crème de noix de coco - 1 boîte (les ingrédients ne doivent être que de la noix de coco et de l'eau)

Échalotes - 2 cuillères à soupe, émincées

Ciboulette - .125 tasse, hachée

Vinaigre de cidre de pomme - 2,25 cuillères à soupe

Basilic - 1,5 cuillère à soupe, haché

Aneth - 2,75 c. à thé, haché

Persil - 2 c. à soupe, haché

Sel de mer fin - 0,75 cuillère à café

Ail - 1 gousse, émincé

Ouvrez la crème de coco et récupérez la crème en laissant l'eau dans la boîte.

Fouettez la crème avec les 4 cuillères à soupe d'eau de coco.

Une fois qu'ils sont bien mélangés, incorporez les autres éléments de la liste d'ingrédients dans le bol et mélangez-les jusqu'à ce qu'ils soient bien mélangés.

Avant de servir, laissez les saveurs se combiner en les conservant au réfrigérateur pendant au moins 30 minutes.

Moutarde

Vinaigre de cidre de pomme - 0,25 tasse

Miel brut - 1 cuillère à soupe

Moutarde moulue - 0,5 tasse

Sel de mer fin - 0,25 cuillère à café

Curcuma moulu - 0,25 cuillère à café

Dans un petit bol, mélangez tous les ingrédients jusqu'à ce qu'ils soient bien combinés.

Peut être conservé au réfrigérateur dans un bocal bien fermé.

Sauce piquante

Vinaigre de cidre de pomme - 0,25 tasse

Pâte de tomate - 1 cuillère à soupe

Eau - 0,25 tasse

Paprika - 0,25 cuillère à café

Cayenne - 0,5 cuillère à café

Sel de mer fin - 0,25 cuillère à café

Piment rouge en flocons - 0,125 cuillère à café

Ail en poudre - 0,125 cuillère à café

Dans un bol, mélangez tous les éléments de la liste d'ingrédients
jusqu'à ce qu'ils soient bien combinés.

Peut être conservé au réfrigérateur dans un bocal bien fermé.

<u>Mayonnaise</u>

Œuf biologique - 1 grand
Huile d'avocat - 8 Ounces
Vinaigre de cidre de pomme - 1,5 cuillère à soupe
Moutarde de Dijon - 1,25 cuillère à café
Sel de mer fin - 0,25 cuillère à café

Mélangez le vinaigre, l'œuf de moutarde et le sel de mer dans un
mixeur.

Versez lentement l'huile d'avocat dans l'entonnoir pendant que
le mixeur fonctionne et continuez à mixer jusqu'à ce que le
mélange épaississe.

Une fois l'huile d'avocat bien mélangée, versez la mayonnaise
dans un bocal hermétique et conservez-la au réfrigérateur.

Pesto de pissenlit

Feuilles de pissenlit - 2 tasses, hachées et lâchement emballées

Pignons de pin - 0,5 tasse

Fromage parmesan - 0,25 tasse, fraîchement râpé

Huile d'olive - 4 onces

Gousses d'ail - 3 émincés

Jus de citron - 1 cuillère à soupe

Sel de mer - 0,5 cuillère à café

Zeste de citron - 1 cuillère à soupe

Poudre de curcuma - 1 cuillère à café

Ajoutez tous les éléments de la liste d'ingrédients, moins le fromage, dans un mixeur et mélangez-les jusqu'à ce qu'ils deviennent lisses.

Ajoutez une petite quantité d'huile d'olive si le pesto est trop épais jusqu'à ce qu'il atteigne la consistance souhaitée.

Incorporez le parmesan et mixez une fois de plus jusqu'à ce que le mélange soit homogène.

Peut être conservé dans un récipient hermétique au réfrigérateur pendant 72 heures au maximum.

Smoothies et boissons

Smoothie vert

Banane - 1 congelée et coupée en tranches

Chou frisé frais - 0,75 tasse

Lait de noix non sucré - 8 onces

Curcuma - .25", Pelé et tranché

Gingembre frais - .25", pelé et tranché

Graines de chia - 0,5 cuillère à café

Cannelle moulue - 0,25 cuillère à café

Graines de lin - 0,5 cuillère à café

Ajoutez tous les éléments ensemble dans votre appareil de mixage et mélangez. Une fois bien incorporés et liquéfiés, versez dans votre verre et savourez.

Smoothie à la cerise et à la banane

Cerises biologiques - 1 tasse

Bananes mûres - 2

Jeunes épinards - 1 tasse

Eau de coco - 0,75 tasse

Gingembre - 1 cuillère à café, fraîchement râpé

Curcuma en poudre - 0,5 cuillère à café

Graines de chia pré-trempées - 0,75 cuillère à café

Cannelle en poudre - 0,25 cuillère à café

A l'aide d'un mixeur, mélangez tous les ingrédients jusqu'à obtenir une texture lisse.

Smoothie à la cerise et à la mangue

Cerises douces - 1 tasse, congelées

Mangue - 1 tasse, congelée

Eau - 0,5 tasse

Eau - 0,75 tasse

Tout d'abord, placez les cerises et les mangues dans des bols séparés et laissez-les décongeler.

Mélangez les cerises et 4 onces d'eau dans votre appareil de mixage et mixez le tout.

Vous pouvez ajouter un ¼ de tasse supplémentaire d'eau si vous souhaitez la diluer un peu puis versez-la dans un verre.

Rincez le blender et ajoutez la mangue et le reste de l'eau. Mixez jusqu'à obtenir un mélange homogène, en ajoutant de l'eau supplémentaire si nécessaire.

Versez dans un verre sur la couche de cerises.

<u>Smoothie aux myrtilles</u>

Lait d'amande - 1 tasse

Banane - 1 congelée

Myrtilles - 1 tasse, congelées

Epinards - 2 poignées

Cannelle - 0,25 cuillère à café

Beurre d'amande - 1 cuillère à soupe

Cayenne - 0,125 cuillère à café

Placez les éléments dans votre appareil de mixage puis mixez. Une fois le mélange lisse, versez-le dans vos tasses et savourez-le.

<u>Lait doré</u>

Lait de coco léger - 1,5 tasse

Lait de noix non sucré - 1,5 tasse

Gingembre en poudre - 0,25 cuillère à café

Curcuma en poudre - .5 Tbsp

Cannelle en poudre - 0,25 cuillère à café

Huile de noix de coco - 1 cuillère à soupe

L'édulcorant de votre choix, comme le sucre de coco, le sirop d'érable, etc.

Fouettez les éléments ensemble à l'aide d'une petite casserole puis faites-les chauffer sur une table de cuisson à température moyenne.

Continuez à fouetter fréquemment jusqu'à ce que le lait soit chaud au toucher mais pas bouillant.

Éteignez le feu et goûtez pour ajuster les ingrédients si nécessaire.

Retirez le bâton de cannelle et servez immédiatement.

Cela donne 2 portions.

<u>Chocolat chaud au curcuma</u>

Lait d'amande non sucré - 1 tasse

Poudre de cacao non sucré - 1,5 cuillère à soupe

Huile de noix de coco - 2 cuillères à café

Miel - 2 cuillères à café

Curcuma moulu - 1 cuillère à café

Une pincée de poivre de Cayenne

Une pincée de poivre noir moulu

Versez le lait dans une casserole et ajoutez le cacao, l'huile de coco et le curcuma. Fouetter ensemble et porter à ébullition.

Retirez la casserole de la cuisinière et ajoutez le poivre et la cayenne.

Laissez reposer pendant 2 minutes avant de servir.

<u>Smoothie à la betterave et à la cerise</u>

Betteraves - 2 Petites, prêtes à consommer, coupées en quartiers

Lait d'amande à la vanille non sucré - 10 onces

Banane - .5 congelée

224

Cerises dénoyautées - .5 tasse, congelées

Amandes - 1 cuillère à soupe

Mélangez tous les éléments ensemble dans votre appareil de mixage. Prêt à servir une fois bien mélangé et liquéfié.

Smoothie à l'ananas

Morceaux d'ananas - 1,5 tasse, du congélateur

Eau de coco - 1,25 tasse

Orange - 1 pelée

Gingembre frais - 1 cuillère à soupe, finement haché

Curcuma moulu - 1,25 cuillère à café

Poivre noir - 0,25 cuillère à café

Graines de chia - 0,75 cuillère à café

Mélangez tous les éléments dans votre appareil de mixage.

Prêt à servir une fois lisse.

Smoothie au yaourt grec

Lait d'amande non sucré - 1 tasse

Jeunes épinards - .25 Cu

Yogourt grec nature - 0,5 tasse

Myrtilles - 0,25 tasse, fraîches ou congelées

Beurre d'amande - 1 cuillère à soupe

Glaçons - 3 ou 4

Mélangez les éléments ensemble dans un appareil de mixage.

Prêt à servir une fois lisse.

Smoothie au cacao

Lait de coco - 1 tasse

Poudre de cacao - 3 cuillères à soupe

Framboises - 1,25 tasse, congelées

Eau filtrée - 0,5 tasse

Banane - 1

Miel - 1 cuillère à soupe

Jeunes épinards - .75Tasse

Mélangez les éléments dans un appareil de mixage. Une fois le produit liquéfié et bien mélangé, versez-le dans des tasses.

Servez immédiatement.

Golden Milk Latte

Lait d'amande - 2 ou 3 tasses

Extrait de vanille - 0,25 cuillère à café

Sirop d'érable - 3 cuillères à soupe

Cannelle en poudre - 0,25 cuillère à café

Curcuma en poudre - .66 Tbsp

Gingembre en poudre - 0,25 cuillère à café

Une pincée de poivre noir moulu

Une pincée de cardamome moulue

Combinez les éléments dans une bouteille de cocktail ou un shaker.

Secouez jusqu'à ce que le tout soit bien combiné et versez sur de la glace.

Utilisez 2 tasses de lait pour une boisson plus sucrée et épicée ou 3 tasses pour une boisson plus douce.

Milkshake doré

Lait d'amande non sucré - 2 tasses

Beurre d'amande - 2 cuillères à soupe

Miel brut - 0,125 tasse

Huile de noix de coco - 3 cuillères à café

Cannelle en poudre - .33 Tbsp

Curcuma en poudre - 1,5 c. à soupe

Gingembre en poudre - 0,5 cuillère à café

Une pincée de poivre noir

Ajoutez tous les éléments dans un mixeur en commençant par 1/3 du miel et en en ajoutant davantage si vous souhaitez un milkshake plus sucré.

Mixez jusqu'à obtenir une texture lisse et servez immédiatement.

Pour un milkshake plus épais, congelez le lait dans des bacs à glaçons avant de le mixer.

Milkshake doré

Smoothie aux carottes et au gingembre

Carottes - 3 tasses, .5 râpées
Yogourt nature - 0,25 tasse
Lait de coco - 1 tasse
Gingembre râpé - 1
Une poignée de glace
Miel - Tbsp

Dans un blender, mélangez tous les ingrédients jusqu'à ce qu'ils deviennent lisses.

Smoothie aux cerises acidulées

Cerises acidulées - 1 tasse, congelées
Eau - 8 onces, filtrée
Glace - 0,5 tasse
Jus de cerises acidulées, 4 onces
Pomme - 1Coupée en deux, noyau enlevé
Orange pelée - 1
Banane - 1 congelée

Mélangez tous les ingrédients jusqu'à ce qu'ils soient parfaitement homogènes.

Power Smoothie

Yaourt grec à la vanille - 0,5 tasse

Jus d'orange - 1 tasse, fraîchement pressé

Avoine à grains entiers - 0,25 tasse

Jeunes épinards - 3 tasses

Myrtilles - 1,5 tasse, congelées

Glace - 1 tasse

Banane - 1

Mélangez tous les ingrédients dans un mixeur jusqu'à obtenir une texture lisse.

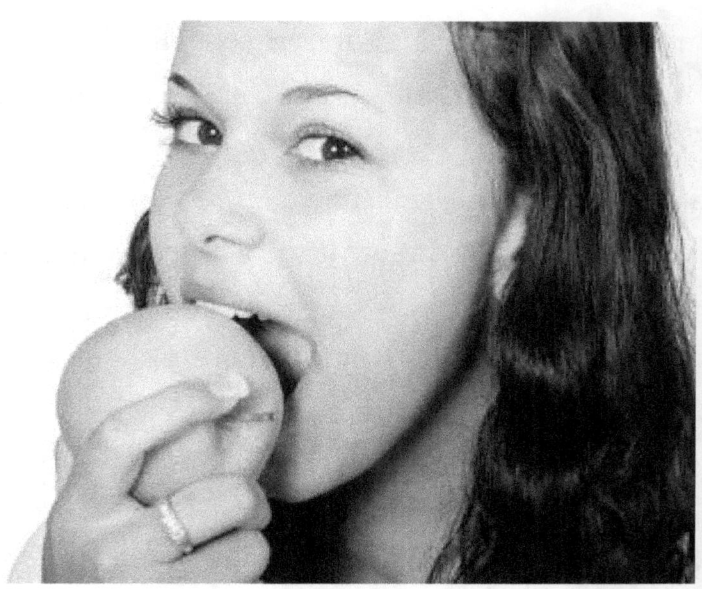

Desserts et snacks

<u>Bananes enrobées de chocolat</u>

Chocolat noir - 12 onces

Bananes - 1 grosse coupe en trois

Huile de noix de coco - 1 cuillère à soupe

Pistaches salées, hachées

Amandes fumées hachées

Cosses de cacao

Bâtons de Popsicle

Dans un bain-marie, faites fondre ensemble le chocolat et l'huile de noix de coco, en remuant jusqu'à ce que le mélange soit lisse.

Utilisez un tampon en silicone pour recouvrir un moule à biscuits et mettez-le de côté jusqu'à ce que vous en ayez besoin.

Dans une extrémité de chaque banane, insérez un bâton de Popsicle et trempez les bananes dans le chocolat, en les tapant légèrement sur le côté du pot pour enlever l'excès.

Disposez les bananes sur le papier sulfurisé et saupoudrez-les de noix hachées et de cacao.

Placez la plaque de cuisson au congélateur pour permettre aux bananes de durcir et de prendre.

Une fois entièrement congelés, servez-les ou emballez-les individuellement pour les conserver au congélateur.

Donne 9 portions.

Chips à la cannelle et aux pommes

Pommes Fuji - 3 grosses

Cannelle moulue - 0,75 cuillère à café

Placez vos grilles de four dans les parties supérieure et inférieure
du four et réglez-le à 200 degrés Fahrenheit.

Recouvrez 2 plaques à biscuits avec des tampons en silicone,
puis mettez-les de côté jusqu'à ce que vous en ayez besoin.

Lavez les pommes puis retirez les trognons à l'aide d'un vide-
pomme.

À l'aide d'une mandoline, coupez les pommes en tranches de
1/8" d'épaisseur.

Disposez les pommes sur les plaques de cuisson en une seule
couche uniforme.

Saupoudrez les pommes de cannelle et faites cuire chaque moule
sur une grille supérieure et inférieure pendant 60 minutes.

Au bout d'une heure, prenez les casseroles et changez les grilles
pour déplacer la casserole qui était sur la grille supérieure vers
la grille inférieure et celle qui était sur la grille inférieure vers la
grille supérieure.

Continuez à faire cuire pendant 1-1/2 heure.

Pour vérifier la cuisson, retirez un morceau du moule et laissez-le refroidir à l'extérieur du four pendant 2 à 3 minutes. Si elle est croustillante après refroidissement, elle est cuite.

Éteignez le four mais laissez les pommes y rester une heure de plus pour qu'elles refroidissent et deviennent croquantes.

Cela donne environ 6 portions.

Brownies à l'avocat

Avocat mûr - 1 grand

Œufs biologiques - 3 gros

Compote de pommes non sucrée - 0,5 tasse

Sel de mer - 0,25 cuillère à café

Farine de noix de coco - 0,5 tasse

Sirop d'érable - 0,5 tasse

Bicarbonate de soude - 1 cuillère à café

Poudre de cacao hollandais non sucré - 0,5 tasse

Extrait de vanille - .33 Tbsp

Allumez la cuisinière pour faire cuire à 350 degrés Fahrenheit.

Dans votre mixeur, mélangez la vanille, le sirop d'érable, l'avocat et la compote de pommes.

Déplacez les ingrédients dans un grand bol, ajoutez les œufs et fouettez-les ensemble.

Incorporer la farine de noix de coco, le sel marin, le cacao et le bicarbonate de soude. Continuez à remuer jusqu'à ce que tout soit bien combiné.

Utilisez de l'huile de noix de coco pour graisser un moule de 8x8 et versez-y la pâte.

Laissez cuire au four pendant environ 25 minutes.

Une fois que les brownies ont refroidi pendant 20 minutes, coupez-les en 16 morceaux.

Conservez les brownies non réfrigérés dans un contenant hermétique jusqu'à 2 jours.

Cela donne 16 portions.

<u>Bouchées glacées aux myrtilles</u>

Yaourt à la vanille - 8 onces

Jus de citron - 2 cuillères à café

Myrtilles - Pinte, fraîches

À l'aide de vos mains ou d'une cuillère en bois, mélangez délicatement les ingrédients dans un grand bol afin de ne pas écraser les myrtilles.

Recouvrez une plaque à biscuits d'un tampon en silicone et déposez-y les myrtilles recouvertes de yaourt.

Placez la plaque de cuisson au congélateur pendant environ 2 heures avant de servir.

<u>Biscuits aux épices</u>

shortening de palme ou beurre - 8 c. à soupe

Farine de manioc - 1,5 tasse

Sucre de coco - .66 Cups

Œufs biologiques, 3 gros

Curcuma moulu - 1 cuillère à soupe

Mélasse de cassis biologique - 3 cuillères à café

Gingembre moulu - 2,75 cuillères à café

Poivre noir moulu - 3 cuillères à café

Cannelle - .75 Tbsp

Sel - .25 Tbsp

Extrait d'orange- .25 Tbsp

Bicarbonate de soude - 0,25 cuillère à soupe

Réglez la cuisinière pour cuire à 350 degrés Fahrenheit.

Recouvrez 2 plaques à biscuits avec des coussinets en silicone.

À l'aide d'un batteur à main, mélanger le sucre, le shortening, les œufs et la mélasse jusqu'à ce que le tout soit bien combiné.

Ajoutez l'extrait d'orange, le sel, les épices et le bicarbonate de soude et continuez à mélanger.

Versez lentement le manioc et continuez avec le batteur à main jusqu'à ce qu'il forme une pâte.

Posez une feuille de papier sulfurisé ou de papier ciré à plat sur votre plan de travail et lissez et amincissez votre pâte à l'aide d'un rouleau à pâtisserie jusqu'à ce que l'épaisseur soit d'environ ¼"-3/8".

Utilisez un emporte-pièce pour découper des biscuits et disposez-les sur les plaques à biscuits.

Faites cuire jusqu'à ce que les biscuits soient légèrement dorés, environ 13 à 15 minutes.

Déplacez les biscuits pour les laisser refroidir sur une grille de refroidissement.

Cela donne environ 18 biscuits.

Biscuits au potiron et aux épices

Purée de citrouille - 1,5 tasse
Flocons de noix de coco non sucrés - 1 tasse
Sirop d'érable - 0,5 tasse

Farine de noix de coco - 0,33 tasse

Cannelle moulue - 1,5 cuillère à café

Huile de noix de coco - 0,33 tasse

Gingembre - 0,75 cuillère à café

Allumez la cuisinière pour faire cuire à 350 degrés Fahrenheit.

Recouvrez un moule à biscuits d'une feuille de papier sulfurisé.

Utilisez un batteur pour combiner tous les éléments de la recette jusqu'à ce qu'ils forment une pâte.

À l'aide d'une cuillère à soupe ou d'une cuillère à biscuits, formez des biscuits de taille égale et disposez-les sur le papier sulfurisé, puis aplatissez-les légèrement.

Après 30 minutes de cuisson, retirez les biscuits et mettez-les sur une grille de refroidissement.

Conservez les biscuits à température ambiante sans les couvrir pour un biscuit dur ou en les couvrant. Vous préférez un biscuit plus mou.

Biscuits à la banane et à la noix de coco

Banane - 1

Noix de coco râpée non sucrée - 0,75 tasse

Réglez le four à 350 degrés Fahrenheit.

Utilisez de l'huile de noix de coco ou un spray pour graisser une plaque à biscuits et mettez-la de côté.

Utilisez un mixeur pour mixer tous les éléments de la liste d'ingrédients.

Une fois le tout combiné, façonnez la pâte en disques et disposez-les sur une plaque à biscuits.

Mettez la feuille dans le four préchauffé pendant environ 25 minutes jusqu'à ce qu'ils commencent à peine à brunir. Transférer sur une grille de refroidissement.

<u>Barres au gingembre et aux dattes</u>

Dattes - 0,75 tasse

Farine d'amande - 1 tasse

Gingembre moulu - 1 cuillère à café

Lait d'amande non sucré - 0,25 tasse

Réglez le four à 350 degrés Fahrenheit.

Ajoutez les dattes et le lait d'amande dans le mixeur et mixez jusqu'à ce que les ingrédients se combinent pour former une pâte.

Ajoutez la farine d'amande et le gingembre à la pâte et continuez à mélanger pendant 2 à 3 minutes.

Faites cuire le mélange pendant 20 minutes dans un plat de cuisson 8x8.

Laissez refroidir, puis coupez en 8 barres.

Cela donne 8 portions.

Noix épicées

Amandes - 1 tasse
Huile d'olive - 1 cuillère à soupe
Noix de cajou - 1,25 tasse
Piment de Cayenne - 1 cuillère à café

Paprika - 0,25 cuillère à café

Noix de pécan - 0,75 tasse

Cumin - 0,75 cuillère à café

Poudre d'ail - 0,75 cuillère à café

Poivre noir moulu - 0,5 cuillère à café

½ cuillère à café de sel de mer - 0,5 cuillère à café

Mettez la cuisinière au four à 350 degrés Fahrenheit.

Recouvrez une plaque de papier d'aluminium, puis disposez les noix sur la plaque de façon à ce qu'elles ne se chevauchent pas.

Faites cuire les noix pendant 7 minutes, retournez-les et continuez à les faire griller pendant 7 à 8 minutes supplémentaires.

Pendant que les noix grillent, mélangez la poudre de chili, le cumin, l'ail, le sel, le poivre noir et le cayenne dans un petit bol.

Sortez les noix du four et mettez-les sur le côté pour qu'elles refroidissent.

Transférer les noix dans un grand bol et les enrober d'huile, puis du mélange d'épices. Remuer jusqu'à ce qu'elles soient bien enrobées.

242

Conserver dans un récipient fermé à température ambiante.

<u>Chips de plantain à l'ail et au citron</u>

Plantains verts tranchés en chips - 3 tasses

Huile d'avocat - 3 cuillères à soupe

Poudre d'ail - 2 cuillères à café

Jus de citron - 1 cuillère à soupe

Réglez la cuisinière pour une cuisson à 350 degrés Fahrenheit.

Graisser légèrement ou recouvrir une plaque à pâtisserie de papier sulfurisé et mettre de côté.

Dans un bol un peu plus grand, ajoutez les tranches de plantain et enrobez-les délicatement d'huile de coco et d'ail avec vos mains.

Une fois le four chauffé, enrobez les plantains avec le jus de citron et mélangez à nouveau pour vous assurer qu'ils sont bien enrobés.

Disposez les bananes plantains sur la plaque de cuisson de façon à ce qu'elles ne se chevauchent pas et faites-les cuire jusqu'à ce qu'elles commencent à dorer.

Retirez les bananes plantains et mettez-les dans une assiette recouverte de papier absorbant pour les égoutter et les laisser refroidir avant de les servir.

Pudding au chocolat et au chiai

Lait d'amande non sucré - 2 tasses
Sirop d'érable - .25 tasse plus 2 c. à soupe
Poudre de cacao - 0,25 tasse
Graines de chia - 0,25 tasse plus 2 cuillères à soupe
Une pincée de sel de mer

À l'aide d'un fouet, mélangez tous les ingrédients dans un bol de taille moyenne. Continuez à mélanger jusqu'à ce que la poudre de cacao soit complètement dissoute et que le pudding soit bien mélangé.

Placez le bol au réfrigérateur, couvert, pendant environ 6 heures, en remuant de temps en temps, afin de laisser le temps aux graines de chia de se gélifier et au pudding de prendre.

Cela donne 4 portions.

<u>Sorbet à la pastèque</u>

1 pastèque sans pépins - 1Pelée et coupée en cubes

Placez une seule couche de cubes de pastèque dans un moule et congelez pendant environ 2 heures jusqu'à ce que la pastèque soit solide.

Mettez la pastèque dans un robot culinaire et mixez-la. Une fois que la pastèque a atteint une consistance molle et légèrement épaisse, transférez-la dans un plat à four profond en veillant à bien la tasser.

Mettez le moule dans le congélateur pendant environ 1 à 2 heures, jusqu'à ce que le sorbet puisse se former.

<u>Bol de smoothie ensoleillé</u>

Bananes - 1 ou 2, congelées
Ananas - 0,5 tasse, congelé

Crème de noix de coco - 2 ou 3 cuillères à café

Mangue - 0,5 tasse, congelée

Sirop de fleurs de sureau - 2 cuillères à café

Lait de coco - 0,25 tasse

Lucuma - 1 cuillère à café

Ajoutez tous les éléments de la liste d'ingrédients et mixez-les dans un appareil de mixage. Une fois le smoothie bien mélangé et liquéfié, transférez-le dans un bol, puis couvrez-le de noix de coco grillée ou d'ananas séché si vous le souhaitez.

Bol de smoothie tropical

Smoothie :

Mangue - 16 onces, du congélateur

Banane - 0,5

Ananas - 16 onces, du congélateur

Graines de chia - 2,5 cuillères à café

Jus d'orange - 1 tasse

Curcuma - 0,125 cuillère à café

Garnitures :

Amandes hachées

Flocons de noix de coco

kiwi en tranches

Fraise en tranches

Combinez tous les éléments énumérés dans la liste des ingrédients du smoothie et passez au mixeur. Une fois les ingrédients bien décomposés et bien mélangés, transférez le smoothie dans un bol et recouvrez-le de fraises, de kiwi, de noix et de noix de coco.

<u>Bol de smoothie au curcuma et à la mangue</u>

Smoothie :

Banane - 1 congelée

Mangues - 0,5 tasse, congelées

Yogourt nature non sucré - 0,5 tasse

Dates -2

Beurre d'amande, 2 cuillères à soupe

Curcuma moulu - 0,5 cuillère à café

Farine de graines de lin - 2 cuillères à soupe

Un soupçon de lait d'amande non sucré

Une pincée de sel

Garnitures :

Granola

Flocons de noix de coco

Mélangez tous les ingrédients du smoothie jusqu'à ce que le mélange soit homogène.

Versez le smoothie dans un bol et saupoudrez de granola et de noix de coco.

Conclusion

Merci d'être arrivé jusqu'à la fin du *régime anti-inflammatoire pour débutants*, espérons qu'il a été agréable et instructif et qu'il vous a fourni tous les outils dont vous avez besoin pour atteindre vos objectifs, quels qu'ils soient.

L'étape suivante consiste à mettre en pratique ces nouvelles informations. Allez à l'épicerie et remplissez votre chariot d'aliments colorés et anti-inflammatoires et commencez votre nouvelle vie saine et sans douleur .

Enfin, si vous trouvez que ce livre a changé votre vie ou est utile de quelque manière que ce soit, une critique sur Amazon est toujours appréciée !